幸福文化

幸福
文化

我要瘦下來

養好腎，一定瘦！完全解決水腫肥、高體脂、代謝差的中醫對症瘦身良方

東京女子大學
中醫專科副教授　木村容子——著
體能訓練師　西澤實佳—動作設計
蔡麗蓉——譯

前言

對抗中年發福，不能只有少吃多動！

「吃得和過去一樣多，為什麼卻一直胖起來？」

「都少吃一餐了，體重還是沒什麼變化。」

「小腹都會跑出來，很不滿意目前的身材。」

如果你開始有這些煩惱的話，這本書一定能讓你獲得解答。會有這些煩惱，**就是因為隨著年齡增長，體質漸漸變得易胖難瘦**，也就是所謂的**「中年發福」**。

一般來說，這種現象最容易在女性年屆三十五歲時發生。大家或許會感到十分意外：「才三十五歲，居然已經步入中年了？」其實，你的身體已經確實產生了轉變，而且就算不吃早餐、或是採取極端的飲食限制，例如在周末斷食，甚至於做激烈運動到筋疲力盡，很遺憾的是，你的體質還是很難有所改善。

三十五歲之後，隨著年紀漸長所伴隨的中年發福，以中醫的觀點來看，與年輕時的身材胖瘦變化不同，稱之為「腎虛胖」。

五臟之一的「腎」，能促進生長及發育，另一方面，也與老化及女性賀爾蒙有著密切關係。一般認為，**「腎」會隨著年齡增長而逐步衰退，導致小腹、臀部及大腿這些下半身的部位囤積脂肪**。

而女性的腎，會從三十五歲開始漸漸衰退，過了三十五歲之後，可說是難逃逐年變胖的命運……。但是「坐等發胖」實在是太過消極了！肥胖不僅在外觀上會令人沮喪，罹患生活習慣病的風險也提高、影響身體健康。

既然如此，有沒有辦法避免腎氣逐漸衰竭呢？

有一種說法是這樣的，「與生俱來的能量」都會蓄積於腎，日常生活若能減少腎能量（腎氣）的損耗，也就是避免暴飲暴食、且生活規律，好好「防守」腎的話，就有可能延遲老化現象，這就是中醫所謂的**「養生」**。

除此之外，我還要建議大家採取「進攻」的手法，逐步增加腎能量。不過具體而言，應該怎麼做才好呢？

目前市面上的書籍，大多提倡從飲食上來養腎，例如積極攝取黑豆或黑芝麻等黑色食物，還有海蘊、昆布、海帶芽及羊栖菜等海藻類，這就是用「防守」的角度因應腎氣耗損的方法。

除了飲食之外，書中將會進一步針對「打造易瘦體質」這個主題，主動採取「進攻」的手法，也就是增加肌力訓練及伸展操的運動；腎能量與生長有關，**而運動能促進生長激素的分泌**，因此可藉由運動補充腎能量的損耗。

本書的目標就是要透過「防守」與「進攻」，有計畫地對抗因腎虛而中年發福的命運，打造易瘦體質。

此外，女性賀爾蒙的分泌量因人而異，也是影響是否容易發胖的原因，書中將以女性荷爾蒙分泌的階段分成三個時期，也就是仍算充足的「三十五歲之後（近更年期）」、女性賀爾蒙開始減少的「四十五歲至五十歲（停經前／更年期前期）」和幾乎不會分泌女性賀爾蒙的「五十歲以後（停經後／更年期後期）」，分別介紹「防守」與「進攻」的方法。

我會負責為各位說明並提出日常生活整體的「防守」方法，包含飲食和生活層面，屬於「進攻」的運動部分，則由精通皮拉提斯及舞蹈等運動、至今已指導超過一萬名五歲至九十歲學員的西澤實佳老師，為大家設計規劃。這些運動一天花五至十分鐘即可完成，輕鬆無負擔，而且容易持之以恆。

現在就讓我們開始藉由「養生」與「運動」雙管齊下的方式，對抗因腎虛而產生的中年發福吧！

木村容子

Chapter 01

三十五歲，是身材的轉捩點

——不同體型、不同年齡，都能對抗「中年胖」！

Chapter 02

五大錯誤觀念，讓你三十五歲之後瘦不下來
——不同的年齡，要用不同的方法瘦

Chapter 03

保養腎、脾、肝，瘦出逆天好身材

——5個秘訣打造易瘦體質，擺脫中年發福的嬸味

Chapter 04

近更年期的瘦身，重點是「消耗熱量」

——三十五～四十五歲，與其少吃，不如多動！

Chapter 05

更年期前期，要顧好消化和睡眠
——四十五歲至五十歲的代謝明顯下降，維持體內好循環就不發胖

Chapter 06

更年期後期，瘦身一定要重視「品質」

——五十歲停經後，擇食、減醣是保養身體的重點

Chapter

01

三十五歲，是身材的轉捩點

——不同體型、不同年齡，都能對抗「中年胖」！

忌口、運動……你的瘦身，為什麼沒有效果？

女性雜誌幾乎每期都會變換各種花樣，介紹形形色色的減肥法，比方會分享過來人「一天喝幾公升的水瘦身」這類經驗談，最近更常見到提倡「無麩質飲食」或「減醣」這方面的報導。

當然，有些人靠這些方法減肥成功了，只不過，應該也有很多人發現，當試過雜誌上介紹的方法後，卻還是無法像別人一樣瘦下來。

事實上，因為體質不同，所以發胖的原因也會因人而異。因此，當你去模仿與自己體質不同的人所用的減肥法，自然很難看出理想中的效果。

此外，若依據中醫的角度來看，**任何一位女性，從三十五歲左右開始，都會轉變成易胖難瘦的體質。**

正因為如此，你更需要靠有別以往的作法，面對易胖難瘦的體質。

三大發胖體質，現在馬上確認！

發胖的原因，每個人差很多

通常中醫醫學（以下簡稱中醫）在治療疾病時，**十分重視每位患者的體質差異**，對於還稱不上疾病的「肥胖現象」，也用同樣的觀點來處理。

所謂的「體質」，就是指「全身上下」，例如身上囤積了多少脂肪，或者是否容易手腳冰冷等等。

為什麼必須從全身的「體質」來分析造成「肥胖」的原因呢？中國最古老的醫學書籍《黃帝內經素問》中，針對理想體型的相關說明如下所述：

「眾人皮肉脂膏，不能相加也，血與氣，不能相多，故其形不小不大，各自稱其身，命曰眾人。」

「氣」，意指能量，連同皮（皮膚）、肉（肌肉）、脂或膏（體脂肪）及血（血液），要達到全體均衡的狀態最理想。反過來說，當氣、皮、肉、脂或膏及血，**一旦失衡的話，便會發胖、導致身材走樣**。

當我們在嘗試「減少體脂肪」，或是「降低血脂」等等不同的減肥法時，不能只用單一食物或單一作法，例如「一直吃某種特定食物」，或是「單獨改善某一環節」，**應該要依據不同的體質，進行全面的改善**，以維持「皮膚、肌肉、體脂肪、血液、能量」全體均衡、持中的理想狀態。

三種易胖體質：「食毒」、「血瘀」、「水毒」

從體質的觀點全面切入之後，大家應該能夠明白，想要解決「肥胖」這個問題，並沒有想像中這麼簡單。

依據中醫的觀念，我將有肥胖問題的患者，分成三種體質，分別是：**食毒體質**、**血瘀體質**、**水毒體質**。並依照前文所說的皮膚、肌肉、脂肪、血液等各方面加以說明，導致這三種體質的原因，並提出因應的改善方法。

在下列的檢測表中，列出了三種體質的特徵，現在就先確認自己是屬於哪一種易胖體質。假如符合這三種體質，而且已經年過三十五歲的話，除了參考相對應的體質、做出改變的對策之外，也必須考量到「年紀」的問題，同時從這一點著手因應。

三大易胖體質分類確認表

食毒體質 食物滯留在體內時間長

- □ 經常吃得太飽、吃到肚子很撐
- □ 常吃「吃到飽」類型的外食
- □ 偏好薯條、炸雞這類的油膩食物
- □ 愛吃肉類料理
- □ 喜歡吃加了鮮奶油或奶油的甜點
- □ 偏好冰涼食物
- □ 吃東西速度很快
- □ 少吃一餐也無所謂
- □ 容易便秘
- □ 一天沒排便，就會不舒服

符合 [　　] 項

血瘀體質 **血液循環不佳**

□手腳容易冰冷
□肩頸僵硬、痠痛的狀況很嚴重
□時常感覺壓力很大
□常常熬夜
□經常不吃早餐
□眼睛下方容易有黑眼圈
□肌膚黯沉
□皮膚粗糙
□嘴唇呈暗紫色
□容易黑青

符合 ＿＿ 項

水毒體質

體內水分循環不良

□容易水腫
□感覺身體很沈重
□容易感到累
□連喝水也會變胖
□喝水後，輕拍肚子會發出「澎澎」的聲音
□容易胃脹、消化不良
□容易感到口渴
□容易拉肚子
□時常頭暈目眩或起身會頭暈
□會關節痛或手腳發麻

符合 ＿＿ 項

只要在同一體質的清單中，有符合五項以上的話，就是屬於那個體質。如果同時符合不只一種易胖體質的類型時，請以「符合項目最多」的那一類，作為你的基本體質（表格製作：木村容子）。

接著，我就一一針對這三大易胖體質，為各位仔細說明每一種類型的特色，以及該如何改善、扭轉「難瘦」的問題。

食毒體質：食量大、攝取太多的熱量

習慣吃撐才是吃飽，就是「過食」

第一個要介紹的是「食毒體質」，也就是多餘的熱量無法被身體消化吸收、滯留在體內導致發胖的類型。

由每天飲食中獲得的熱量，會在體內被消化吸收，用來讓肌肉（身體）和大腦活動，但是，當攝取的熱量超出所需，用不完的熱量便會形成脂肪，逐漸囤積在身體裡。

這種體質常見於「總得吃到撐，才覺得吃飽了」，也就是習慣吃過頭的人；還有偏好油膩料理，例如下午會去吃蛋糕吃到飽的店、日常飲食總是攝取過多脂肪的人。

脂肪會囤積在皮下和內臟等不同部位，**以食毒體質的人來說，內臟周圍就很容易囤積脂肪**；而內臟集中在腹部，相較於身體其他部位，肚子明顯大一圈，就是食毒體質的特徵之一，也就是目前被熱烈討論的「內臟脂肪型肥胖」。

食毒體質常見於男性，一般會有「鮪魚肚」的體型；女性的食毒體質比例較少，但同樣也是肚子一圈肉很明顯，稱為「蘋果型」肥胖。

內臟脂肪型肥胖最近受到關注的原因，是因為這種肥胖引發異常血脂症、高血壓及高血糖等健康問題的機率相當高，完全就是吃太多而毒害身體的範例。

體重減輕，內臟脂肪就會變少

食毒體質的人想要減肥，第一步就是要減少飲食的分量，調整進入體內的熱量，或是靠運動將多餘熱量消耗掉，避免熱量囤積在體內，**使攝取過量的熱量能夠達到「收支平衡」**。

只不過，會造成食毒體質的人，大多數原本就「愛吃東西、不愛運動」，因此總是很難減少食量，也偏向懶得運動或是活動身體——如果你是這種肥胖體質的話，想必自己應該心裡有數。

難道就沒有辦法改變老是吃太多、卻又懶得運動的肥胖體質嗎？看看這項和內臟脂肪有關的研究數據，你應該會感到一股改變的動力。

有項臨床研究結果指出，內臟脂肪其實比皮下脂肪容易消除。這項研究是以二十五名糖尿病患者為對象，發現他們在體重減輕五％之後，皮下脂肪的面積雖然只減少了大約五％，然而內臟脂肪卻減少了約二〇％，將近四倍。

也就是說，內臟脂肪很容易隨著體重增減而出現變化，只需檢討飲食習慣，積極活動身體，就能有效消除內臟脂肪。

3個小秘訣，無痛減少用餐量

但是，如果沒無法馬上改變食量的話該怎麼辦呢？我有幾個案例，都是不擅長調整「攝取熱量」的患者，也就是沒辦法馬上減少飲食分量，於是用以下這些聰明的辦法，不勉強自己、相對輕鬆的方式減少熱量。

秘訣❶ 晚餐吃飯用小碗，主食改吃非精緻澱粉的五穀米或糙米。

吃東西速度很快的人，在飽食中樞下達指令之前，容易一口接一口將食物送進嘴裡。這時候，可以把原本的白米飯換成必須多咀嚼幾次的糙米或五穀米，用增加咀嚼並減少分量的方法，不僅能讓飽食中樞有時間下達「吃飽」的指令，也同時減少了飯量。

秘訣❷ 一開始先吃高麗菜絲或是醃漬類的小菜，以含纖維的食物先占據胃部空間。

當肚子很餓、擔心自己一口氣吃太多，想要減輕用餐前強烈的飢餓感，這時只要留意第一口的食物，就能預防一下子吃太多。

除了先吃纖維含量高的菜色，如標題所說的高麗菜絲和小菜之外，也可以在餐前先喝一杯常溫水或無糖氣泡水，先讓強烈的飢餓感稍微緩和、讓胃部感覺有東西，就不會在很餓的時候一口氣大吃大喝、又攝取了過多熱量了。

秘訣❸ 每餐都將全部食物分成十等分，再留下其中的20%。

這個方法持續三天後，你的身體自然就會記住「八分飽」的感覺。如果不知道怎麼分，或是覺得特別分成十等分有些麻煩的話，有個簡單的方法，就是在夾菜、裝盤時先扣掉「一口的分量」。

調整飲食量的同時，如果可以多消耗熱量，也就是增加熱量的「使用量」，效果會更好！先別覺得要增加運動量好累，只要從幾個地方開始做起就好。例如，只有一層樓的高度，就盡量爬樓梯，如果目的地只有一站的距離，就不搭交通工具，徒步前往，在日常生活中慢慢的增加運動量吧！

血瘀體質：血液循環不良、老廢物質容易囤積

手腳常冰冷，就是易胖的警訊

第二種易胖類型是「血瘀體質」，中醫的「血瘀」症狀，就是指身體內的血液滯流、循環不良。

流布全身的血液，除了運送氧氣和營養以維持體溫之外，還肩負回收老廢物質的職責。但是當血液無法順暢流動時，營養成分便無法送達身體每個角落，也就是會導致營養不良，使得代謝不順暢、阻礙老廢物質排出而終至肥胖。

常聽聞有許多女性抱怨，只要一入冬，或是冷氣房待久了就會手腳冰冷，這就是血瘀體質的證明。減肥時，大家常忽略最基礎的一環，就是要讓身體保持溫熱。洗澡時除了沖澡之外，可以的話應該盡量多泡澡，或做做簡單的拉筋操伸展肌肉，使血液能流通至手腳末端。

除此之外，做一些基礎的肌力訓練，也有助於改善血瘀虛寒的體質，更能看出改變肥

胖體質的功效。

其實對於血瘀體質的人來說，比起改變飲食，更重要的是增加活動量，這和食毒體質的情形不同，**消耗熱量是其次，重點是藉由活動肌肉產生的熱能，使身體溫熱起來**。女性的肌肉量一般都比男性來得少，容易有手腳冰冷的狀況，藉由增加肌肉量，有助於維持身體溫熱、改變為代謝順暢的體質。

還有一點要特別請女性讀者們留意，如果你是血瘀體質的話，因為循環本來就不好，**建議下半身的衣物，不要穿太過合身或緊身的款式**，只為了「讓自己看起來瘦一點」，這樣血液循環會變差，反而更容易變胖。

蛋白質除了增肌，還能改善手腳冰冷

除了穿緊身、合身的下半身衣物，不利於血瘀體質的人減重之外，不規律的飲食習慣，也會使虛寒體質惡化，讓你越來越「易胖難瘦」，原因在於「進食」的行為本身，就能提高身體代謝。

血瘀體質的人，應該要積極攝取蛋白質。蛋白質為三大營養素之一，相較於其他二種營養素的醣類與脂肪，改善手腳冰冷、溫熱身體的效果更明顯。

除了多攝取蛋白質外，「自律神經」也會影響血瘀體質的肥胖問題。自律神經就是為了生存、在無意識下仍會維持呼吸及心跳運作的神經機能，也與易胖體質有著密切關係。血液送至手腳末端時，由自律神經負責調節的工作，只要自律神經失調，血液循環也會變差，造成老廢物直無法排出的易胖體質。

而自律神經失調、運作遭到擾亂的一大要因，就是壓力，因此常有人說壓力太大會變瘦，其實是錯誤的！壓力大更容易胖。妥善抒發壓力，也是血瘀體質的瘦身重點。

水毒體質：腸胃不好、體內排水不佳

容易水腫，小心虛胖變實胖

最後要介紹的是「水毒體質」，也就是除了血液之外、體內的淋巴液和汗液這類「水」

份，滯留在體內、不足、甚至於過多，讓身體「排水不佳」的人，就是水毒易胖體質。

常常聽到「喝水就胖」，就是指水毒體質的人，特徵是肌肉量少，臀部和大腿、也就是在下半身，特別容易囤積皮下脂肪，而且容易水腫、容易感到疲勞。

以女性為例，造成水毒體質的原因，大多源自於胃腸不好，食物或飲料無法順利消化，這種體質並不適合需要大量攝取水分的減肥法。**想要瘦的話，比起多喝水或是少吃多動，首要改善的方向是強健腸胃，讓多餘水分排出體外。**

多餘的水分一旦滯留在體內，身體便容易覺得冷，因此水毒體質也有很多是虛寒體質。手腳冰冷的話，就和上一種血瘀體質一樣，最有效的改善方式就是先溫熱身體，飲食上要多攝取蛋白質，並做以肌力訓練為主的運動培養肌肉。

但是和血瘀體質又稍有不同，突然要求水毒體質的人多吃肉的話，反而會造成腸胃負擔。而且肉類除了蛋白質之外，還有脂肪，對於「喝水就胖」的人來說，要特別注意這些脂肪的問題。

瘦肉多的食材，善用烹調手法幫助消化

脂肪的消化，主要靠十二指腸分泌出消化酵素及膽汁進行消化，但在這段期間，會抑制胃部的運動。**一般人常聽到吃太多肉會消化不良，其實是因為脂肪的關係**，當飲食內含有大量脂肪、十二指腸要花上一些時間消化時，抑制胃部活動的時間便會拉長，引發胃部消化不良，導致「水」滯留在體內。

連喝水都會胖的水毒體質，在藉由肉類攝取蛋白質時，要優先選擇雞里肌肉或豬瘦肉這類脂肪含量少的肉品，再靠烹調手法，以清蒸或燉煮方式，使湯汁或肉汁融入肉中，讓食材變得容易消化。例如蒸雞肉拌芝麻，或是參雞湯、豬肉湯等料理，就是既能攝取蛋白質，又不會對腸胃造成負擔的料理。

除了飲食之外，在運動方面，水毒體質千萬別急著為了瘦身而做大量、激烈的運動，請從負荷較輕、比較不會累積疲勞、痠痛的運動開始，以免原本容易疲勞的情形更加惡化。

三大易胖體質的特徵和瘦身重點

- **食毒體質：記住「吃八分飽」的感覺，分次做輕量的運動。**

〈原因〉吃太多，習慣吃撐，偏好多油脂、高醣的食物。

〈特徵〉內臟脂肪占比高，常見鮪魚肚和小腹特別突出。

〈對策〉將平時的餐點先扣掉「一口的分量」，從調整攝取進體內的熱量開始做起。在日常生活中增加運動量，例如用比平常快的速度走路，將多餘的熱量用完。

- **血瘀體質：想瘦下來，首先要讓自律神經運作正常。**

〈原因〉血液循環不良，導致老廢物質滯留，代謝力低落。

〈特徵〉手腳容易冰冷、畏寒。

〈對策〉首重讓身體保持溫熱。

洗澡時，可以的話盡量增加泡澡的時間。
做伸展操促進血液循環，做肌力訓練培養肌肉。
飲食方面，要大量攝取蛋白質。
好好抒發壓力。

●水毒體質：調整胃腸健康，將多餘水分排出體外。

〈原因〉淋巴液或汗水等「水」份滯留在體內或是不足，甚至於相反的過多，導致體內排水不佳。

〈特徵〉喝水就胖，先胖下半身，容易水腫，容易疲勞，腸胃功能不佳。

〈對策〉盡量選擇容易消化的食材，或設法烹調成容易消化的料理，減輕腸胃消化的負擔，使體內多餘水分排出體外。

三十五歲之後，一定會變成易胖體質

食物的消化力減弱，就會開始變胖

之前曾有一個化粧品公司的廣告說：「二十五歲是肌膚的轉捩點。」以女性的身材而言，站在中醫的角度來看，「三十五歲就是轉捩點」，而且約莫從二千年前開始，這種觀念就已經成形了。

女性消化食物並加以燃燒的力量，在二十八歲達到顛峰，接著直轉急下；**在三十五歲的轉捩點，身體無法全數消化、吸收的食物，就會輕易地變成脂肪或膽固醇，囤積在體內，於是身材就開始走樣。**

而且，女性與「七」這個數字，關係非常密切。相信很多人都知道，月經周期以及肌膚新陳代謝周期，都是七的四倍，也就是二十八天；對女性而言，「七」這個數字非常關鍵。

在書中一開頭便介紹過，被譽為中醫教科書、中國最古老醫學書《黃帝內經素問》中

女性身體會以七年為周期發生變化

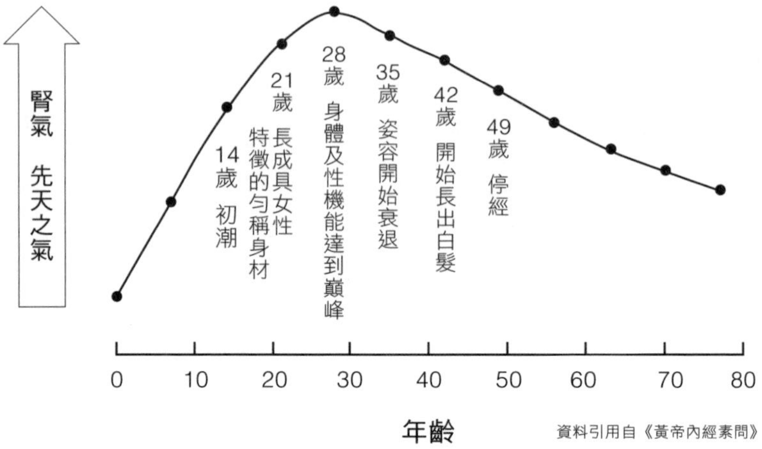

資料引用自《黃帝內經素問》

提到，當女性年齡來到「七的倍數」這個關卡時，身體就會出現變化；順帶一提，男性則是「八的倍數」。

書中是如何描述的呢？接下來用白話文的方式敘述，以便大家理解：

「七歲改換恆齒，頭髮變長。十四歲開始有月經，能夠生兒育女。女性在二十一歲身體完全成熟，身高不再抽高。二十八歲筋骨強健，髮量達到高峰，身體狀態也是最理想的時候。三十五歲臉部氣色開始黯沉，頭髮及臉頰的彈性開始衰退。四十二歲臉部開始明顯憔悴，長出白髮。四十九歲後停經，身體開始衰退，難以懷孕。」

文中提到「四十九歲後停經」，而現

代女性平均停經年齡也在五十歲前後，幾乎一致；而女性身體狀態在二十八歲達到顛峰這一點，也和現代醫學的認知無太大出入。《黃帝內經素問》早在二千多年前便已著作完成，但在醫學發達的現代，仍然有非常高的參考價值。

關於身材的改變，關鍵在於身體狀態過了巔峰之後，將在「三十五歲」的這一年開始轉變。

站在中醫的觀點來看，女性會在三十五歲這個時間點，變成易胖、且難瘦的體質，為了讓大家了解箇中原理，首先說明中醫是如何看待「上了年紀後，身體逐漸老化」的現象。

體質變「陰」、轉「虛」，就容易發胖

中醫認為，每一個人都會隨著年紀變大，導致身體「由陽轉陰」、「由實轉虛」。「由陽轉陰」，源自古代中國相信萬事萬物皆由「陰」與「陽」這二個要素組成，也稱作陰陽學說或陰陽思想。

所謂的「陰」，意指整個身體或是身體一部分的代謝力下降；反過來說，代謝活躍的話，就稱之為「陽」。身體狀態隨著年齡增長，會由溫熱的「陽」，轉向冰冷的「陰」。

「身體冰冷，便容易發胖」，這句話的意思，在血瘀體質及水毒體質分類中已作過說明，就算在三十五歲之前，不屬於任何一種體質，但是一旦年紀增長，身體隨之轉「陰」的過程中，代謝會下降、開始容易手腳冰冷，因此每個人一定都會面對體質漸漸變得易胖難瘦的問題。

另一種變化，也就是「由實轉虛」，所謂「實」就是「全身肌肉強健結實」、「活力十足、不容易疲勞」、「腸胃健康」等等，能量十足的活躍狀態。

反觀「虛」，則代表「虛弱體質」的「虛」，整體會感覺缺乏活力、沒有精神。當身體很虛的時候，會出現「消瘦」、「水腫」、「沒精神且容易累」、「腸胃狀況不佳」等狀況。

高醣質食物容易飽，讓你營養攝取失衡

中醫主張，上了年紀後，西醫所謂的腸胃、心臟及腎臟等臟器機能，也會由「實」轉「虛」，身體的運作會衰退。

舉例來說，就算過去腸胃和消化功能一直都很好，但在過了三十五歲之後，機能會逐漸變差（呈現虛的狀態）。由於腸胃變弱的關係，不少患者經常抱怨，「不像二十幾歲那

樣能吃了」，或是「明明吃不多，卻還是變胖了」。

這類患者的特徵，就是偏好以碳水化合物，也就是高醣質為主的飲食，例如午餐時會只吃一個甜麵包，方便快速，又能飽很久。

這種飲食習慣的癥結點，在於靠碳水化合物就把肚子填飽，也就不會想再吃包含其他營養素（例如蛋白質和維生素）的食物了，而營養不均衡，便容易演變成易胖體質。

當營養無法遍布身體各個角度時，肌肉也會衰退。就像前面所說過的，一旦肌力衰弱，會使得代謝力下降，也就會成為容易發胖的體質，很難瘦下來。

35歲之後，你該這樣自我保養！

- 三十五歲之後，明明吃得不多卻還是發胖，就是因為身體「由陽轉陰」、「由實轉虛」，代謝變差了。
- 要多吃富含蛋白質和維生素的食物，同時碳水化合物（高醣質食物）要減量。

打造易瘦體質，關鍵在「腎、脾、肝」

常恍神、難入睡，是身體轉陰、轉虛的警訊

為什麼從三十五歲開始，就會無可避免地變成易胖難瘦的體質？前面已經提到，這是因為身體由「陽」轉「陰」、由「實」轉「虛」造成的；接下來就以「五臟」的功能和相對症狀，來說明陽轉陰、實轉虛的過程中，身體會感受到的變化。

文中會使用到中醫專業術語，對讀者來說可能會有點艱深，但是這個觀念非常重要，能從全身各個層面的角度來評估肥胖現象，以下會盡量用簡單的方式說明，希望大家能藉此更了解肥胖的原因並非單純來自吃太多或不運動。

中醫以「五臟六腑」來表示臟器與臟器的機能，主張「六腑」（小腸、大腸、胃、膽、膀胱、三焦）輔佐「五臟」（肝、心、脾、肺、腎）的運作。

想要解決三十五歲後易胖難瘦的問題，關鍵在於五臟中的「腎」、「脾」、「肝」；

五臟的功能和對應症狀

五臟＊	功能	情緒	味道	對應症狀	六腑
心	主導意識／調節清醒與睡眠節奏／血液循環／反應在舌頭上	喜	苦	精神無法集中、失眠、心悸	小腸
肝	關係到自律神經系統的運作／儲存血液／調節肌肉運動／反應在眼睛與指甲上	怒	酸	焦躁不安、肌肉痙攣、眼睛異常	膽
脾	消化吸收功能／生成「氣」	思	甜	食欲異常、腸胃虛弱	胃
肺	呼吸功能／肌膚功能／生成「氣」	悲憂	辣	咳嗽、呼吸困難、肌膚過敏或乾燥	大腸
腎	代謝水分／內分泌功能／與生長・發育・生殖・老化有關／儲存與生俱來的「氣」	害怕	鹹	老化現象、夜晚頻尿、腰痛	膀胱

＊以上表格中的五臟，不一定與西醫認定的臟器名稱一致。「脾」非指脾臟，意指消化器官的功能。上述皆非單指臟器，還包含自律神經及血液循環等功能。

從書中的第三章起，會以這三臟為主軸，具體說明該如何在三十五歲之後打造維持代謝力的易瘦體質。

女性腎不好，容易增加脂肪!?

三個臟器當中，「腎」是一切的基礎。在西醫的觀點中，「腎」負責過濾血液、形成尿液，連同老廢物質排出體外，除了這些功能，腎還能讓全身保持溫熱，也和人的生長、發育、生殖及老化有關。

前面提到腎有讓身體保持溫熱的功能，因此腎弱的話，就容易畏寒、手腳冰冷，在前面介紹三大易胖體質時，也已經不斷強調這一點和肥胖有多麼密切相關了。

而在中醫的觀點中，「腎」稱作「先天之氣」，蓄積著與生俱來的能量（氣）。「先天之氣」在我們出生時，總量便已經固定了，經時間流逝（年齡增長）而逐漸減少。

在這一章的開頭有提到，女性的身體每七年會變化一次，這個周期也和存於腎的能量、別名「腎氣」的增減有關：「七歲之後腎氣開始活躍，二十八歲來到巔峰，三十五歲後腎氣逐漸減少。」

就西醫的角度來說明「腎氣減少」，是指卵巢的機能下降，連帶女性賀爾蒙的分泌量也開始變少。也就是說，過了三十五歲之後，能夠分解脂肪的女性賀爾蒙，功能會開始下降，因此女性的身體才會變得容易囤積脂肪、中年發福。

因此，保養「腎」對於三十五歲後開始轉變為易胖難瘦體質的女性非常重要，能打造不易虛寒的體質，也能改善女性賀爾蒙下降的問題。

沒在顧「脾」和「肝」，會胖得更快

脾肩負腸胃進行消化吸收的功能，此外，還能形成與「先天之氣」對應的「後天之氣」、也就是由每天飲食製造出來的能量。

後天之氣可靠飲食每天逐步補充，但是隨著年紀漸長，脾也會由「實」轉「虛」，因此脾負責的消化吸收功能，在二十八歲來到巔峰後會開始衰退，與此同時，後天之氣也會漸漸消減。

腸胃虛弱再加上能量不足，將會使得肌力衰退以及代謝變差，也是讓體質易胖難瘦的原因。

以上從中醫五臟中的觀點說明，為什麼三十五歲之後容易胖？基本上就是腎功能變差，形成「腎虛」，加上胃腸功能衰退的「脾虛」現象，又助長了容易發胖的情形。

除了腎虛和脾弱之外，還有一個形成易胖體質的因素，就是「肝臟運作失常」。

「肝」指的是肝臟，同時在血瘀體質章節中也說明過了，肝還具有掌控自律神經，協助穩定情緒的功能。

因為壓力大等因素，導致自律神經運作失常時，容易讓人即使肚子不餓、還是很想吃東西，也容易吃得過多。血液循環力及熱量代謝力會下降，因而容易發胖。

本書將「腎」、「脾」和「肝」這三個臟器的功能衰退或異常，導致容易發胖的現象，統稱為「中年發胖」。

過了三十五歲之後，原本就有食毒、瘀血、水毒這三種易胖體質的人，除了依據自身體質的改善建議，改變飲食和生活習慣之外，更要留意身體在自然變化（年齡增長）之下，無法抵抗的「中年發胖」風險。

35歲之後，你該這樣自我保養！

- 腎掌管的女性賀爾蒙減少，脾負責的消化功能衰退，肝控管的自律神經失調，就會開始中年發胖。
- 三十五歲之後，想打造易瘦體質的第一步，就是保養腎（內分泌）、脾（腸胃）和肝（自律神經）。

年過三十五歲，一胖就會胖小腹！

停經前後，容易胖的部位差很多

一般來說，女性比較容易累積皮下脂肪（在皮膚底下），男性則容易在內臟四周累積內臟脂肪。

但是，女性一過了三十五歲，臨近更年期之後，也很容易累積內臟脂肪，即使過去的身材一直都很標準，還是會面臨小腹胖一圈的狀況。

事實上，在測量身體各部位體脂肪含量的研究中便發現，女性隨著年齡增長，體脂率也會上升；報告中指出，**體脂肪形成的方式，會在停經前後出現變化**。

將身體（體幹）與雙腳（下肢）的脂肪比例數字化後，發現達到一以上時，即可視為內臟脂肪型的脂肪分布，也就是會在腹部周圍的體脂肪高；接著比較有月經與無月經這兩個群組，發現有月經的女性群組約有三十六％為內臟脂肪型，反觀停經後的女性群組，則有七十四％屬於內臟脂肪型，高達兩倍以上。

別讓身材飄出嬸味！三十五歲以後你得注意「內臟脂肪」

原本女性就比較在臀部和大腿等部位累積皮下脂肪，而下半身脂肪囤積多的身材曲線看似洋梨，也被稱作「洋梨型」身材。

前文提到，就算是身材一直還算標準的女性，也要注意三十五歲之後開始囤積的內臟脂肪，會一胖就先胖小腹；而當原本下半身就比較有肉、洋梨型身材的人更要注意！在跨越了開始腎衰的三十五歲後，身體容易囤積內臟脂肪，特別胖在小腹一大圈，就會成為食毒體質身材的「蘋果型」！

由於中年發胖的脂肪，會囤積在腹部和下半身，變成「腰部沒曲線」、「肚子和胸部一樣大」的體型，演變成「洋梨（pear）＋蘋果（apple）＝洋梨蘋果（peapple）」型的身材。

在由陽轉陰、由實轉虛的過程中，保養身體、改變生活習慣有多麼重要，相信大家應該很瞭解了。

35歲之後，你該這樣自我保養！

- 中年發福的脂肪，尤其容易長在腹部到下半身。
- 三十五歲之後，女性會囤積內臟脂肪，無論原本什麼身材，小腹都會胖一圈。

Chapter
02

五大錯誤觀念，讓你三十五歲之後瘦不下來

——不同的年齡，要用不同的方法瘦

減重要配合年齡的變化，才有最好的效果

有些患者會和我抱怨，「明明吃得不多，卻還是變胖了」，不懂為什麼現在發胖的原因和幾年前不同，就算已經刻意少吃，卻還是瘦不下來。

我發現有非常多的人，對於減重瘦身有錯誤的迷思，而且對於如何正確瘦下來的做法也有所誤解。

有別於稍微少吃、體重就會往下掉的二十幾歲，邁入很難瘦下來的三十五歲轉捩點，想要控制體重的話，就如上一章所說，必須理解女性身體的相關變化，同時還須擁有對於減肥的正確知識。

三十五歲之後，下定決心要腳踏實地的減肥時，如果還有著對瘦身減重的錯誤迷思，很可能會自認已經很努力了，卻看不出多大效果。

本章節將特別針對三十五歲之後，對於減肥會出現的種種致命性誤解，一一加以解說。

誤解 1

只要少吃，就會變瘦？——單靠節食來減重，反而會發胖！

少吃會讓代謝力下降，越減越肥

一聽到要減肥，相信大家的第一個想法一定是「先少吃再說」。少吃的定義很簡單，也就是減少每一餐、每一天所攝取的熱量。

的確，如果你是前面所說的「食毒體質」，要瘦身的話首重「控制食量」。不過，事情並沒有這麼簡單，這就是年過三十五歲之後減肥的難處。

少吃就能減少總熱量、消耗掉脂肪，體重也會往下掉，但是與此同時，肌肉也會隨之減少。而且在三十五歲之後，隨著身體老化，肌肉會變得比以前更容易消滅。

依據「日本食品標準成分表」顯示，食品的熱量換算，一公克蛋白質相當於四大卡，一公克脂肪相當於九大卡。反觀身體一天的代謝量，一公斤肌肉相當於十三大卡，一公斤脂肪相當於四點五大卡。

也就是說，脂肪生成熱能的力量，僅為肌肉的三分之一，而且正因為如此，囤積在身上的脂肪也不容易消除。反過來說，減去容易生成熱能的肌肉後，代謝會下降，變成「難瘦體質」。

此外，在肌肉流失的狀態下，只要一度復胖，增加的只會是脂肪，陷入變得更胖的惡性循環當中，可說是減肥的常見現象。

另外，當減肥時只限減少飲食的「量」，有時恐怕會面臨因為營養失調而發胖的困境。這就和「午餐只吃甜麵包」的人會發胖時說明過的一樣，變胖的原因就是營養失衡。

三十五歲之前，與生俱來的能量（腎氣）充足無虞，稍微偏食或是疏於注重健康，也能靠強健的腸胃（脾氣）加以彌補，因此就算營養有些失衡，也不致於到營養失調的地步，可能也不太會感覺到自己變胖。

只是到了三十五歲之後，腎氣和脾氣都會逐漸衰退，**如果還是不關心自己「吃了哪些東西」，就有很高的機會中年發福**。即便減少食量，在平日飲食中，仍然要充分攝取肉類及魚類等蛋白質，還有蔬菜和水果。

容易飽的食物，最後再吃

在第三章會詳細解說「飲食順序」對於三十五歲之後的減重有多重要，在這裡先簡單的說明一下重點。

我經常建議患者，**飯（碳水化合物類的食物）應該在配菜與配菜之間、或是留到最後再吃**。可能有些人會提出疑問，吃的順序真的會影響減肥效果嗎？答案是肯定的，最簡單易懂的原因，就是先吃碳水化合物的話，會讓肚子很快就覺得飽，讓你（因為已經飽了）無法攝取到其他營養素。

吃飽了卻營養失衡，對於三十五歲之後、消化吸收機能開始衰退的人來說，是必須要正視並嚴肅看待的問題。

過了三十五歲之後，腸胃運作會逐漸轉「虛」，想要減重的話絕對不能單純地減少食量，同時也要重視「什麼食物應該怎麼吃」，也就是關心食物的品質與吃的順序。

35歲之後，你該這樣自我保養！

- 過了三十五歲之後，「少吃一餐」或「只吃某種食物」，都只會越減越肥。
- 就算體重減少，但如果減掉的重量是肌肉，只會讓自己越來越難瘦。
- 每一餐都要均衡攝取蔬菜、肉和魚類，並把碳水化合物擺最後吃。

誤解 2

減重時，只能吃低脂的食物？

——減肥時，完全「去油」很危險

不吃油，就不會長油？大錯特錯！

你是不是也等到三十五歲之後，在公司健檢或自費健檢的血液檢查中，發現測量出來的膽固醇或中性脂肪等脂肪數值上升、甚至出現紅字時，才開始擔心起健康的問呢？

最近在代謝症候群（metabolic syndrome）的診斷基準中，也包含了血脂數字，因此讓很多人深信「脂肪有害健康」以及「脂肪是減重的大敵」。

其實，脂肪是三大營養素之一，對於身體來說是必須物質，**低脂或是零脂飲食，反而更容易變胖、更不容易瘦下來**，因此我希望大家對於「脂肪」能有正確的認識。

膽固醇是細胞膜和賀爾蒙的原料，細胞膜能發揮城牆般的功能，守護人類身體高達三十七兆個細胞；賀爾蒙除了女性賀爾蒙之外，還包括各式各樣的賀爾蒙。

而肝臟會將身體熱量以脂肪的形式蓄積起來，促進脂肪分解的「膽汁酸」（bile acids），則是肝臟從膽固醇製造出來；**要是少了膽固醇，脂肪將會難以分解**。

只不過，膽固醇當中同時存在壞的膽固醇（LDL膽固醇），一旦有過多的壞膽固醇，就容易引發動脈硬化，所以要特別留意。想要加以預防，最有效的方法就是增加另一種膽固醇、也就是好膽固醇（HDL膽固醇）。

判斷是否為動脈硬化，可以從LDL膽固醇與HDL膽固醇的比值、也就「LDL／HDL」的數字指標來看，通常這個數值要在2以下，才沒有動脈硬化的風險；也就是說，想要降低LDL／HDL比值，只要讓LDL（壞）膽固醇下降，HDL（好）膽固醇上升即可。

若要提升好膽固醇，最有效的一種食材，就是富含大量油酸等單元不飽和脂肪酸的橄欖油。地中海地區居民的膽固醇很高，但是缺血性心臟病發病率卻不高的原因，推測就是因為大量攝取橄欖油的緣故。

中性脂肪過多，就會囤積在皮下和內臟

另一方面，中性脂肪（三酸甘油脂）被身體視為熱量來源，儲存在皮下或內臟周圍，當缺乏葡萄糖時，就會轉變成熱量，成為體內緊急需要的原動力。例如在運動時，會先消耗存在於肌肉中的肝醣，其次是血液中的葡萄糖，最後才會將中性脂肪用作熱量來源。此外，中性脂肪還能保養內臟，免於受到天氣冷熱等外在環境影響。

但如果中性脂肪囤積太多，就會變成皮下脂肪或內臟脂肪，身材就會變胖。一旦中性脂肪在血中過度增加，可能演變成異常血脂症，也就是所謂的代謝症候群，一定要特別留意。

脂質對身體來說，是必需的營養素，因此不能「完全不攝取」，考量膽固醇與中性脂肪的優缺點，均衡並控制攝取，才是不發胖的最佳捷徑。在第三章中，會有更詳細的飲食說明，在看完這一章關於減重的常見誤解後，大家就能立刻開始改變飲食、從下一餐開始積極攝取好膽固醇，並妥善控制中性脂肪的攝取量了。

35歲之後，你該這樣自我保養！

◆完全不吃油（脂肪），反而容易變胖，不容易變瘦。

◆一旦缺乏膽固醇，就會缺乏製造賀爾蒙的原料，導致分解脂肪的功能變差。

◆使用內含大量不飽和脂肪酸的橄欖油，才能有效增加好的膽固醇。

誤解3

為了快點瘦下來，要做激烈運動？——超出負擔、過度疲勞，身體會更「虛」

剛開始運動，別馬上做高強度

一般人若是在意身材變化（變胖、發福），為了大幅增加熱量消耗，急著採購慢跑鞋，或是忙著加入健身房，透過運動、來使熱量收支平衡中的「出」大於「入」，似乎是一個非常普遍的認知。

消耗的熱量大於攝取的熱量，的確會讓人瘦下來，當消耗的部分大於攝取（熱量），就會消耗原本囤積在身上的脂肪作為熱量來源，對於健康和減脂、瘦肚，都有很好的效果。而在運動完後，體內會缺乏氧氣，身體會需要大量氧氣來解除這種狀態，於是代謝會變快。

藉由肌肉訓練增加肌肉量，也有助於促進代謝，在書中，我們也列出了多種運動，和飲食、睡眠並列三項具體打造易瘦體質的方法。

平時沒有運動習慣的人，為了要瘦身，常常會馬上就勉強自己做非常高強度的運動；不過，各位還記得嗎？前面已經說過，三十五歲之後的身體會開始轉「虛」，從疲勞中恢復的能力衰退。在這種狀態下，魯莽地進行激烈運動，逼迫自己累到筋疲力盡的話，可能會消耗掉原有的「氣」（能量），使得隔天活動量大減，呈現更「虛」的狀態，陷入惡性循環當中。

如果你是為了想要瘦，一下子就做高強度運動的話，並不會增加活動量，反而會減少活動量。

這當然不代表因為身體轉虛，所以就不能做運動；運動的確可以有效地消耗熱量，只是若你已經年過三十五歲，希望大家同時要留意運動的「激烈程度」，也就是「強度」，絕對不要為了想瘦下來，就一下子做太高強度的運動。

除了消耗熱量，也要增加肌肉量

人體一天的熱量，約有六成會用於基礎代謝，約三成分配在家事和運動等日常生活的活動，剩餘約一成的熱量，會在消化、吸收食物時消耗掉。

基礎代謝率，就是在無所事事下，就算一動也不動也會消耗掉的熱量，用於生活所需最低限度的活動中，例如使內臟運作或是維持體溫等等。

基礎代謝率通常在青春期（十幾歲）來到巔峰，隨著年齡增加而下降。其中一個原因，就是因為肌肉量逐漸變少。肌肉量減少除了會使基礎代謝率下降之外，日常生活中活動的熱量代謝也會隨之減少。因此，就算動得和以前一樣多，但是肌肉量少的話，單憑這點原因，熱量便無法像以前消耗得一樣多。

所以，為了提升肌力，一定要開始做運動；但在做運動時，要留意不能消耗掉「氣」（做超過負荷的高強度運動），而要抒發囤積在體內不必要的氣（邪氣），促進「氣」的循環。

35歲之後，你該這樣自我保養！

◆增加肌肉量就能提高代謝，有助於打造易瘦體質。

◆三十五歲之後，做超出負荷的高強度激烈運動，反而因為太累而讓「氣」的能量會減少，使身體轉「虛」，出現反效果。

◆運動是為了促進「氣」的循環。

誤解4

擔心練肌肉會變成女阿諾？——增加肌肉量，能改善手腳冰冷和代謝

打造易瘦體質，就要提高代謝力

每次問大家「做哪些運動能幫助減肥」，可能很多人都會聯想到，為了增加熱量的消耗，必須靠有氧舞蹈或是慢跑這類的有氧運動提高心跳數。

想要提高減肥效果，改善飲食習慣與投入有氧運動的同時，或是二者都做不到的時候，首先就要向〈誤解3〉中所說明過的一樣，最重要的是養出肌肉，讓身體能更積極地生成能量。

只不過，每次我建議患者要運動、增加肌肉量時，大多數人都會反應：「我不喜歡做肌肉訓練，因為體重會增加、就是變胖。」

這是很大的誤解，以下就來詳細說明，肌肉訓練為什麼對於「打造易瘦體質」這麼重

要。

苦於體質虛寒的人，通常女性多於男性，另外，關於虛寒體質容易變胖這一點，已在血瘀體質及水毒體質的段落提過，在此不再重複說明。

在解決虛寒體質的問題時，可能有些人會納悶：「身體有皮下脂肪，不是比較不會手腳冰冷嗎？」這種觀念，應該是想到脂肪具有保護內臟抵抗外界低溫的作用。

只是，如同這一章的〈誤解1〉所說明過的，脂肪本身在代謝後發熱的效果不佳，並不適合直接用來維持身體的溫度。

增加肌肉量的話，就會提高身體生成熱能的能力，體溫也會上升，有效改善虛寒體質，光是這一點就能達到不容易變胖的效果；此外，還能有效提高基礎代謝，所以也有助於增加「支出」的熱量。

上了年紀後，肌肉量也會逐漸減少，原本就容易手腳冰冷的人，狀況會愈來愈嚴重。正因為如此，做肌肉訓練、逐步增加與日俱減的肌肉量，可以發揮非常大的功效，讓身體逐漸不易虛寒、容易消耗熱量且不容易變胖。

累積乳酸，是增加代謝的好幫手

研究已經證實，藉由肌肉訓練能促進生長激素的分泌，而影響激素分泌的關鍵就在「乳酸」；只要增加運動負荷，乳酸就會囤積在肌肉當中。

過去認為乳酸會引發疲勞，因此有一個普遍說法是「乳酸對身體有害」，但在最近的研究中發現，乳酸能促使生長激素分泌旺盛、提高代謝，是作為「肌肉熱量來源」的次級代謝產物。

藉由肌肉訓練促進生長激素分泌後，可以增加肌肉量，強化骨骼及皮膚，促進中性脂肪分解；想要打造易瘦體質，生長激素是必備的賀爾蒙，但是其分泌量會在青春期（十幾歲時）達到巔峰，之後每十年大約會減少十六%。

因此，做肌肉訓練、增加肌肉量，不僅能提高代謝率，還能透過因運動產生的乳酸，增加生長激素的分泌，有這兩個好處，運動、特別是肌力訓練，可說是防止中年發福的特效藥。

35歲之後，你該這樣自我保養！

- 做肌肉訓練增加肌肉會感覺「變胖了」，其實是一大誤解。
- 做肌肉訓練增加肌肉量，藉此提升體溫，改善手腳冰冷現象，打造易瘦體質。
- 肌肉訓練可促進生長激素分泌，而生長激素可增加肌肉量，並促進中性脂肪分解。

誤解 5

壓力大太，才會瘦不下來？——適度的壓力，能促進自律神經運作

為什麼一有壓力，就會想大吃？

正如同「壓力胖」這個名詞所說，壓力一上身，會讓人不自覺地伸手拿甜食來吃，於是常常不知不覺吃太多，最後就是肥肉上身。

究竟為什麼一有壓力，就容易過食呢？這與壓力導致自律神經運作失常有關係。

在血瘀體質的章節中已經說明過，自律神經無法靠自主意志控制，是用來讓體內環境維持固定狀態，也就是維持「恆常性機能」、或是「體內平衡」。

在自律神經當中，包含白天活動時會處於優勢的交感神經，還有安靜時或放鬆時會亢奮起來的副交感神經。

壓力一上身，身體就會進入「不能被壓力打倒」的作戰模式，交感神經開始發揮作用。

五臟運作功能和彼此增強、抑制的關係

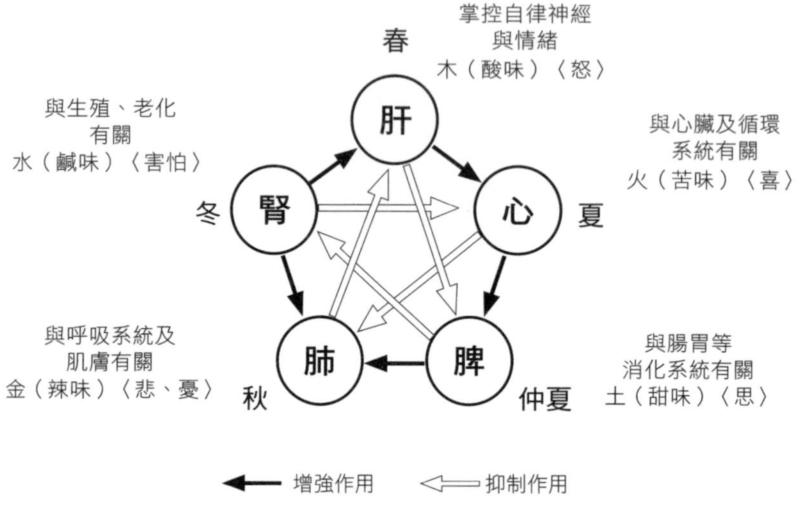

當交感神經過度緊張，就無法順利切換成副交感神經模式，於是就會出現失眠等情形。

當你發現自己晚上很不容易入睡，但又不是喝了咖啡或睡太多，很可能就是自律神經運作失常。自律神經失調使人容易發胖的原因，可以用「五臟」的相互關係說明清楚。

在第一章有列表說明中醫用五臟六腑來表示臟器的功能，五臟就是「肝」、「心」、「脾」、「肺」、「腎」，肩負著使彼此的作用增強、或是抑制彼此作用的功能。

壓力與五臟中負責掌控自律神經

的「肝」息息相關，在上一頁的圖表中，可以看到「肝」與腸胃中的「脾」有關，會抑制脾發揮作用，因此，當壓力導致「肝」受損，「脾」便無法發揮功能，讓你就算不餓也想吃，食欲失控、吃太多，於是就會變胖。

過得太自在，也會變胖！

藉由壓力刺激交感神經運作後，心跳數會上升，氣氧消耗量也會增加，代謝也會變好，但是除此之外，目前已經證實，**壓力還能促進脂肪的分解**。

副交感神經凌駕交感神經的「幸福狀態」，或許壓力值很小，但是身體放鬆後，脂肪分解作用也會大幅滑落，也會讓人容易變胖。常聽到有人說「幸福肥」，就是因為幾乎沒有壓力的關係。

不管是過度的壓力，或是毫無壓力，對於想在三十五歲之後打造易瘦體質的你來說都不好；最理想的作法，應該是藉由「適度」的壓力，讓身體保持稍微緊張的狀態，提升交感神經的運作，才容易分解脂肪。

休假日總是待在家裡休息的人，偶而安排外出行程，或是學習新事物，走出習慣的舒適圈，在不過於勉強自己的情況之下改善自律神經的平衡。

所以，壓力之於減重的關係，**既不能「完全沒有壓力」，也不能「壓力太大」**，兩種都會干擾自律神經運作，也就是肝會受到影響，進而讓脾功能也失效；除了睡眠不足之外，再加上不必要的食欲，不胖都難！

35歲之後，你該這樣自我保養！

- 適度的壓力能刺激交感神經，提升代謝並促進脂肪分解。
- 在毫無壓力的狀態下，副交感神經會處於優勢，使脂肪分解作用變差。
- 白天外出時，藉由設定簡單的目標，讓自己維持適度的緊張狀態。到了晚上，則須要讓身心休息、獲得放鬆，維持二者間的平衡。
- 在減重期間，要絕對避免造成自律神經失調的過度壓力。

Chapter
03

保養腎、脾、肝，瘦出逆天好身材

——5個秘訣打造易瘦體質，擺脫中年發福的嬸味

經過前兩章的說明，大家應該能夠理解，為什麼到了三十五歲之後，明明飲食和生活習慣都沒改變、卻愈來愈易胖難瘦了。

在第三章當中，我會從中醫的觀點彙整出五大基本重點，為大家詳細說明，希望每一位年過三十五歲、處於「身材轉捩點」的女性，都能牢記這五個重點，天天提醒自己。

這五大重點的基礎，就是五臟之一的腎。要打造易瘦體質，一定要記得「養腎優先」，正是因為在第一章就提到的，腎蓄積著與生俱來的「先天之氣」，所以千萬不能胡亂揮霍。

此外，希望大家建立起「三位一體」的觀念，除了養好腎之外，也要照顧好主掌腸胃運作、負責消化吸收食物的「脾」，以及調節氣循環的「肝」功能，才能將對抗中年發胖的效果，發揮至最大極限。

秘訣 1

飲食、睡眠和運動，三種改變同步進行——從三個生活習慣，立刻轉換成易瘦體質

三十五歲以後，要改變飲食、睡眠、運動

在國語辭典的網站查詢「養生」一詞，說明是「保養身體」。在日常生活中提到「養生」，可能有些人會聯想到「躺著靜養」，其實這個詞還包含了「不生病、健康長壽享受人生」的意思。

中醫認為一切養生的根本，在於「飲食」、「睡眠」和「運動」這三大環節；從三十五歲開始，該如何養生才能打造出「易瘦體質」，這三大環節將發揮非常關鍵的作用。

想必講到這邊，一定會有人說：「醫生，這些觀點太普通了！根本是老調重彈。」

大家回想一下上一章提到的內容，過了三十五歲之後，代謝會不斷下降，在這種情形下，如果飲食習慣（菜色）和分量都和從前一樣，多餘的脂肪便會囤積在體內、容易變胖，

而且來到這個年紀，就算減少食量，也無法像二十幾歲的時候一樣，很輕鬆的就減少體重。

很多年過三十五後想要減肥的人，如果不做運動、只想靠調整飲食瘦下來的話，常常一減就先減到胸部，但是小腹和下半身的脂肪卻依舊不動如山。辛苦地勉強自己減少食量，沒想到卻變成「洋梨蘋果型身材」。

如果生活習慣一成不變，很難打造出易瘦體質；正因為如此，三十五歲之後想要減肥的人，必須同時改變飲食、睡眠和運動的習慣。

飲食、睡眠和運動——這三種生活習慣是養生最基本的一環，和中醫所說的「氣」有關，而這些生活習慣，也是成為生命力的能量來源：**飲食和睡眠補「氣」，藉由運動使「氣」循環。**

也就是說，重點在於透過飲食及睡眠補充能量，然後再活動身體，使補充的能量循環至身體各個角落。反過來說，當暴飲暴食、睡眠不足或是運動過度，「氣」會減少，白費腎的運作。

接下來會針對飲食和睡眠進行更深入的解說，關於該做哪些能讓氣循環、又不勉強自己的運動，請見本章最後、以及第四章的運動圖解。

以一天／一個月為單位，輕鬆掌控體重

苦於三十五歲後中年發福的患者，通常有一個共同點，那就是害怕站上體重計看到現在的體重，所以乾脆不量體重。

欠債的人都有一個症頭，就是不看數字，例如「不知道借的錢利息多少」、「不知道什麼時候會還完」。

這和體重計的問題十分類似，抱怨自己「很容易變胖」的人，似乎大多數都不會觀察自己體重的變化：每一餐的分量增加多少後、體重就會增加，或是吃完零食後，體重是否有變化等等。

如果基於逃避心態，總是逃避站上體重計的話，等到年過三十五歲、代謝變差後，就更無法掌握熱量的「收支平衡」。

面對會逃避體重計的患者，首先我都會建議他們，每天起床後與就寢前，都要量一次體重。

早上起床，喝杯溫開水或常溫水、排完便後，就要站上體重計。假設體重比前一天晚上量的還要重的話，代表前一天晚餐很可能吃太多了。

看見早上體重增加了，當天自然就得留意，選擇簡單一點的料理，或是調整食量，甚至於多走一站的距離。

也就是說，清楚自己每天體重的變動，才能微調每天的飲食內容及分量，甚至於白天的活動量，如此一來，最終才有助於轉換成易瘦體質。**只要能了解自己體重變動的模式，例如「吃了超過多少分量就算吃太多」的話，之後一天只須量一次體重就夠了。**

當你以一個月為單位注意體重的變化時，如果是三十五歲以上、還有月經的女性，還要多留意體重會因為月經周期而出現的變化。

月經前，女性賀爾蒙當中的黃體素會增加，於是容易吃太多或水腫，所以要事先提醒自己「月經快來了，千萬別吃太多」。三十五歲之後，減肥的第一步，要從清楚自己的體重變化做起！

瘦身的重點，一年四季都不同

另外，還要注意體重會隨著每個季節變動。**一般來說，「容易發胖的季節」是「冬天」。**

冬天的基礎代謝會比夏天升高十%左右，這是為了在低溫環境下保護身體。但是為了讓身體暖起來、吃了高熱量食物，或是因為太冷了而減少日常活動的話，反而容易變胖。

冬天也並不適合減肥，依動物本能來說，這是屬於「冬眠」的季節，身體在秋天至冬天這段期間，會想將熱量囤積起來。為了克服低溫，這時期本來就不得不將熱量囤積起來，此時減肥的話，不僅沒有效果，還會因熱量不足而容易感冒，對健康無益。

除此之外，「夏天」也是容易發胖，不適合減肥的季節；最近我也發現，夏天發胖的人愈來愈多了。

夏天因為天氣炎熱，讓人想一直待在冷氣房；如果身體的活動量減少，食欲會在不知不覺間變差，加上熱的關係，經常會想吃比較清爽的飲食，或入喉暢快的冷食，不知不覺就容易偏食。

過去許多患者會反應，她們在夏天時變瘦了，但是夏天也是個會讓人想要大口暢飲冰果汁等含糖飲料的季節，容易過度攝取糖分、營養失衡，於是夏季變胖的患者才會與日俱增。

而且夏天因為高溫的關係，有中暑的可能；反過來說，長期待在冷氣房內，身體溫度下降，代謝也會下降……諸如此類的問題，就可以知道夏天是不適合減肥的季節。因此，在冬天與夏天，需要特別用心養生。

而適合瘦身的季節，則是「春天」。春天的氣溫會緩緩上升，身體活動起來輕鬆自在，而且也不需要開冷暖氣，容易自然發汗，可說是最適合做運動減肥的季節。

人類在春天也會變得活躍，宛如草木從新芽長成綠葉，因此中醫也將春天定位成抒發滿盈能量的季節，請各位在春天時多多活動筋骨，暢快流汗吧！

按壓胃部後側穴道，促進腸胃健康

只不過，三十五歲之後想在春天減肥的話，除了多運動、多流汗，也別忘了調整腸胃的狀況。

這個年紀的腸胃運作，會比年輕時候差，飲食無法順利消化；除此之外，春天原本就是腸胃容易出狀況的季節。

一到了春天，天氣回暖後，自律神經中被稱之為放鬆神經的副交感神經會處於優勢，使胃酸急劇增加。當腸胃無法因應這種變化、產生過多胃酸之後，就會引發胃痛、噁心及食欲不振等症狀，根本不會想要在這種情況下減肥。

「脾俞」—— 健胃整腸的穴道

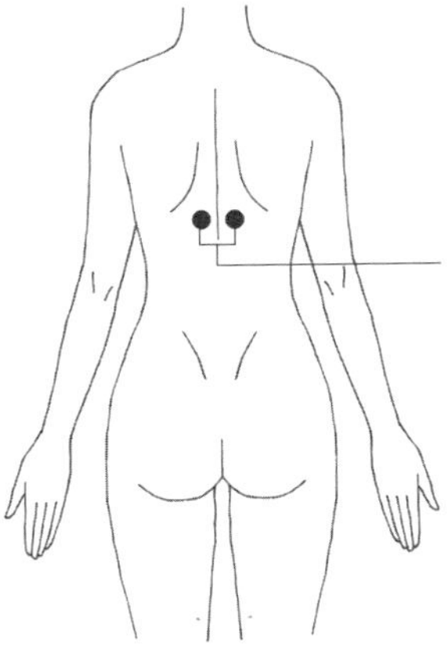

脾俞
位於胃部後側，從後背中心部位，往左右距離二根手指的外側，有效解除胃酸過多的不適。

這時候，後背會感覺緊繃痠痛，餐後會不自覺地想敲敲後背減緩症狀。這時候可以按壓位於後背上（胃的後方）的「脾俞」穴（見上圖），症狀就會減輕。

善用中醫的穴道對症按壓技巧，在適合減肥卻又容易腸胃不適的春天，顧好消化系統的健康，搭配運動、舒服地流汗，相信一定會有明顯的瘦身效果。

睡不夠，一定瘦不下來

最近這幾年，有一股推行「晨型人」的風潮，讓工作模式為「早點上班、提早下班」，但是能完全執行早睡早起這種理想生活的人，還是占少數。

事實上，早睡早起對減肥十分有效。反過來說，老是熬夜、總是容易睡眠不足的人，單憑這個原因就容易發胖。

不過，每當我告誡患者「習慣夜貓子生活方式、睡眠時間短的人，容易胖喔」的時候，曾經聽過這樣的反駁：「可是睡眠期間的基礎代謝會比醒著時候差，所以熬夜一直醒著、會消耗更多熱量，照理說會變瘦才對呀。」

的確，曾經有數據顯示，睡眠期間的基礎代謝，與白天相較之下少了六％至十％，但是熬夜會發胖的癥結點，在於短暫的睡眠時間所造成的影響，其實更甚於睡眠時基礎代謝變少！以下就提出兩件國外的分析報告來說明這件事。

❶睡眠時間少，肥胖（高BMI值）的比率高。

第一個是由美國哥倫比亞大學研究團隊所提出的分析報告，他們以三十二歲至四十九歲的男女為對象，調查肥胖指標ＢＭＩ（Body Mass Index）與睡眠時間之間的關係，證實了睡眠時間在四小時以下的人，與睡眠時間在七小時至九小時的人相較之下，四小時以下的人肥胖率較高，達七十三％。

❷ 睡眠時間少，提升食欲的「飢餓素」會增加。

另一項調查報告，則是美國史丹佛大學以大約一千名三十歲至六十歲的男女為對象，所進行的疫學調查。發現睡眠時間五小時的人，比睡眠時間八小時的人，提升食欲的賀爾蒙、也就是「飢餓素」會增加大約十五％，但是可抑制食欲的賀爾蒙「瘦體素」，則會減少十六％左右。

睡眠不夠，容易氣虛、減少瘦體素！

如果睡眠時間短，食欲會愈來愈旺盛，難以控制口欲之下，變胖的可能性就會提高。三十五歲之後，想要打造「易瘦體質」的人，必須提醒自己一定要睡夠。

中醫也認為，「氣」（能量）及「血」（血液）會在夜晚補回來，若是熬夜損耗氣血的話，最後將使代謝變差，結果也是會愈來愈容易變胖。

除此之外，如果你常常深夜才就寢、甚至天微亮時才睡，也是容易發胖的關鍵因素。關於晚睡會影響瘦身的詳細原因，會放在下一章節詳細說明；經常拖拖拉拉到很晚還不睡的人，請試著先提早一小時上床睡覺看看。入睡的時間會影響促進和易瘦體質有關的賀爾蒙分泌，非常的重要。

除了盡量提早睡覺時間，為了促進睡眠品質，白天一定要活動身體，累積適度的疲勞感，讓晚上睡得好。

35歲之後，你該這樣自我保養！

- 生活要有彈性，好好活動並充分休息，確保自律神經正常運作，打造易瘦體質。
- 每天起床後與就寢前，都要量體重。
- 春天減肥的成效最好。
- 按壓穴道調整腸胃健康，對減重也很有幫助。
- 睡眠不足與熬夜，都是抑制食欲賀爾蒙的大敵。

秘訣 2

「睡得好」並「練肌力」，補充腎氣最有效——高代謝力和生長激素，是瘦子體質的基本要素

在節食之前，檢查自己是否「過勞」或「睡不夠」

在前一節的〈秘訣1〉，已針對靠腎、肝、脾掌控的「氣」，為大家說明保養這三「臟」、對於打造三十五歲後易瘦體質的重要性。接下來，就是該如何補充隨年齡增長而逐漸流失的腎氣。

打造「易瘦體質」最基本的一環，在於「腎」的運作，這也是本書的重點。在一開始就已經說明過，腎在人體所扮演的腳色和效用：腎蓄積著與生俱來的能量，也就是「先天之氣」。打從我們一出生開始，就已經決定這些能量的總量有多少了。

腎的能量（腎氣）會在女性二十八歲時達到顛峰，然後與日俱減，如果什麼都不做的話，能量（氣）就會隨著年齡增長，不斷地消減。

中醫所指的五臟之一「腎」，除了包含西醫所定義的腎臟功能之外，也被視為和溫熱身體，還有生長、發育及老化有關，甚至與女性賀爾蒙相關的生殖機能、水分代謝、牙齒以及骨骼機能等等，全都包含在內。

因此，當腎氣衰退時，以上這些功能都會受到影響；除了提不起勁、沒有精神之外，還會骨骼疏鬆、下半身無力，肌肉量也會減少，容易手腳冰冷，而能促進脂肪代謝的女性賀爾蒙更會減退。也因此，腎氣減少才會使人「易胖又難瘦」。

考量到腎會影響到身體內外這麼多層面，即便只是讓與日俱減的腎氣、維持和去年相同的狀態，還是能有效解決中年發福的問題。

想要保養身體，避免腎氣白白損耗，首要之務就是不能過度疲勞。

要確認自己現在是不是過勞了，有個很簡單的方法，就是「腰會不會不舒服」。**腎氣一旦消耗，腰部就會感覺沉重無力，當你常常不自覺地想插腰、扶著腰時，就是一種警訊，一定要休息一下才行。**

除了從腰的狀況察覺腎氣是否耗損、需要休息之外，睡眠不足也會消磨腎氣。就像〈秘訣1〉所說，熬夜會消耗掉「氣」，在三十五歲之後，請時時提醒自己，睡眠充足是補「氣」

的根本。

養好腎，就能有效減脂

「腎」關係到生長、發育及老化，也與分泌內分泌（體內賀爾蒙）的器官運作有關係，尤其與生長激素的運作息息相關。

賀爾蒙在希臘語有「刺激」之意，這種物質為傳達大腦下達的指令，會從各種臟器分泌出來，並藉由血液運送至全身，可以讓身體順利地適應冷、熱等外部環境的變化，光是目前已知的賀爾蒙種類，就高達七十種以上。

這七十種賀爾蒙之一的「生長激素」，是由腦下垂體所分泌，也就是促進兒童生長的賀爾蒙。

不只兒童需要這種賀爾蒙，成人後，生長激素也肩負著重要職責。因為生長激素除了具有增加肌肉量、強化骨骼及肌膚的作用之外，還能促進脂肪代謝，有助於中性脂肪的分解。

一說到會影響到肌肉量與骨骼，便不得不提到「腎」。只要促進主掌代謝和生長的生長激素大量分泌，單憑這點，腎功能就會變好，此外也能改善中年發胖的問題。

究竟該怎麼做，才能促進生長激素分泌呢？**最有效的作法，就是打造優質睡眠，再加上做肌肉訓練**。研究已經證實，在睡眠期間生長激素仍會分泌，在第二章當中，也已經說明了做肌力訓練具有促進生長激素分泌的作用。

也許有讀者想問，「睡覺」難道還有正確和錯誤的方式嗎？其實，在什麼時間入睡、熟睡，對身體的影響超乎我們想像得大！接下來就告訴各位，在什麼時間入睡，能讓生長激素分泌得更多，藉此強化腎氣。

在凌晨一點之前，一定要進入熟睡

中醫主張，一天的能量流動也有「陽」與「陰」之別。中午之前，「陽」的能量會逐漸轉強，並在正午最為強勢，接下來陽的強度會逐漸變弱，**在半夜十二點（＝零點）前後切換成「陰」**。

在「丑時」、也就是半夜一點至三點這段期間，陰的能量會達到極限，隨著臨近黎明時分，陰會逐漸轉弱，陽的能量將再度增強起來。

一天當中，午夜一點到三點，「陰」的能量會達到頂端，這時也是身體機能最弱的時候，正是好好休息，補充「氣」及「血」的最佳時間帶。

而入睡後在一開始會進入淺眠（快速動眼期），過一陣子才會轉變成熟睡（非快速動眼期的「慢波睡眠」），這些階段會輪流重複。生長激素會在入睡後、經過一小時以上，於「熟睡期」開始分泌，但是在快速動眼期的淺眠階段，反而會抑制生長激素的分泌。

在「午夜的一點到三點」，是生長激素分泌的黃金時段，想要補充能量（氣）及血液（血），一定要在這段時間讓自己進入熟睡期。**若由睡覺的時間回推，午夜十二點一定要關燈就寢**。一旦過了這個時間，就像灰姑娘的魔法會在午夜十二點消失一樣，也會錯失掉減肥的效果。

不只要注意熟睡期的時間，生長激素的分泌和「熟睡期的長短」也密切相關，也就是說，熟睡期的時間要長，由腎所掌管的生長激素才能分泌充足；與其總是淺眠地小睡片刻好幾次，倒不如擁有一段完整、深沉的睡眠時間，效果更佳。

五臟與五味的關係

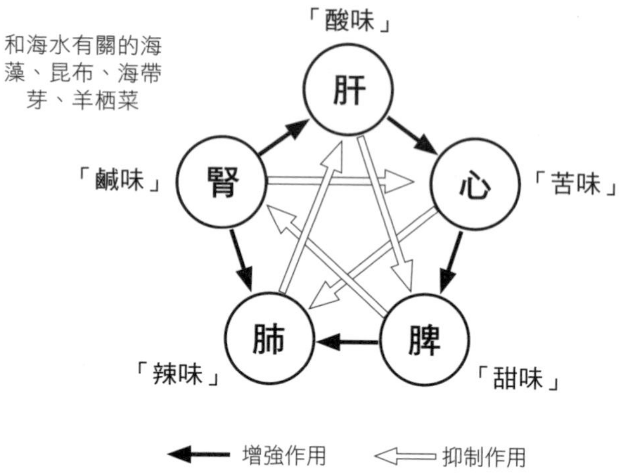

「鹹味」和「黏稠」的食物，能補腎氣

想促進脂肪代謝，剷除一直減不下來的脂肪，如果只把重點放在避免腎氣「耗損」上，其實還美中不足。就像透過睡眠補充能量一樣，還要搭配營養的攝取，補充消耗的腎氣，雙管齊下的效果最好。

營養的攝取，最直接的方法就是從日常飲食開始。中醫將味道分成「甜」、「辣」、「鹹」、「酸」、「苦」五種，稱之為「五味」，認為每一種味道分別與「五臟」有關係，同時相互作用取得平衡（參考上頁圖表）。

五味中，能夠提高「腎」機能的對應味道，就是「鹹味」，包含與海水（鹹味來源）

四種能保養「腎」的有益食材

〈**黑色食材**〉黑豆、黑芝麻、黑米、黑木耳
〈**黏稠食物**〉山藥、滑菇、水雲
〈**與海水有關的食品**〉海帶芽、昆布、羊栖菜、蝦子、烏賊、貝類、鯛魚、鰹魚、沙丁魚、金線魚、泥鰍、甲魚、鰻魚、黑腹鱊
〈**堅果類、豆類、其他**〉栗子、胡桃、蘑菇、韭菜、紅鳳豆、食用土當歸

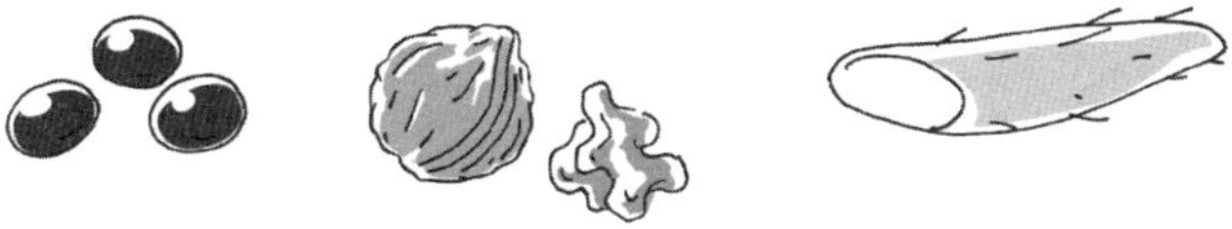

有關的食材，例如昆布和海帶芽等海藻類，以及蝦子和貝類等等。

除此之外，鹽、味噌和醬油也內含鹹味，使用這類調味料的日本料理，可以有效補充腎氣。不過要特別注意不能攝取過量，可能會導致血液循環系統異常，例如高血壓。

站在中醫的角度來看，過鹹也會損傷五臟之一的「心」，也就是掌控血液循環的心臟。

想要避免攝取過多鹽分，五味當中的「苦」最能發揮功效。舉例來說，用鹽時最好選擇天然鹽，因為天然鹽是內含苦味的鹹味。除此之外，有黏稠感的食物，例如山藥、滑菇和水雲，對於養腎氣也十分有效。

甜食上癮了嗎？用酸味食物來對抗

相信很多人都曾經有過這種經驗，每當壓力大的時候，就會忍不住好想吃甜食。

江戶時代的古典文學中，便有「甘草治急迫」這段文字記載。意思是說，甘草的甜度是砂糖的數十倍，焦躁不安時服用的話，能穩定情緒，使心情平靜下來。吃甜食後，雖然效果短暫，不過卻時能讓身心感到放鬆。

不過，我還是想提醒各位一句老話，「過猶不及」。參考上一頁的圖說，可以發現五臟與五味的關係，「甜味」有助於「脾」（腸胃）的運作，但是過度攝取的話，將對「腎」造成損傷。

避免耗損腎的能量，是對抗中年發福的關鍵，不只如此，還得將有可能會對腎造成的損傷，控制在最低限度。

雖說甜食有助於暫時減輕壓力，但是「不能不吃甜食、一吃甜食會停不下來」的情形，在三十五歲之後，最好能免則免。不過，當壓力上身時，就算心裡盤算著「吃三片餅乾就好」，恐怕還是很難冷靜地說到做到。

對於這類型的患者，我通常會建議要「主動挑酸的食物來吃」，根據五臟和五味的對應表中，酸味能有助於抑制甜味。

酸味的食物，除了醋以外，以梅干、葡萄柚、蔓越莓、李子、櫻桃、草莓和荔枝等水果類最具代表性。

如果你已經可以在不自覺地吃太多甜食後，反射性的想吃一些酸味食物，代表已經能抑制自己大吃甜食的衝動，同時也會漸漸地沒這麼想吃甜食，避免脂肪在體內囤積，能在減重減脂上看出更好的效果。

感到壓力而焦躁不安，或是當心情沮喪時，會「不自覺伸手拿甜食來吃」的情形很嚴重，陷入「甜食成癮症」（糖中毒）的狀態，又無法馬上戒掉時，可以利用五味相互抑制的原理，用「酸味」來中和。

鍛鍊大塊的肌肉，提高代謝最有效

人體的肌肉組成，在腹部、後背、臀部和大腿，這些部位的肌肉體積很大，而四肢和其他部位的肌肉，體積相對較小。

藉由練肌力打造易瘦體質的時候，希望大家能先練「大塊肌肉」；相信各位應該聽過，

感覺很累，就按「腎俞」和「湧泉」穴道

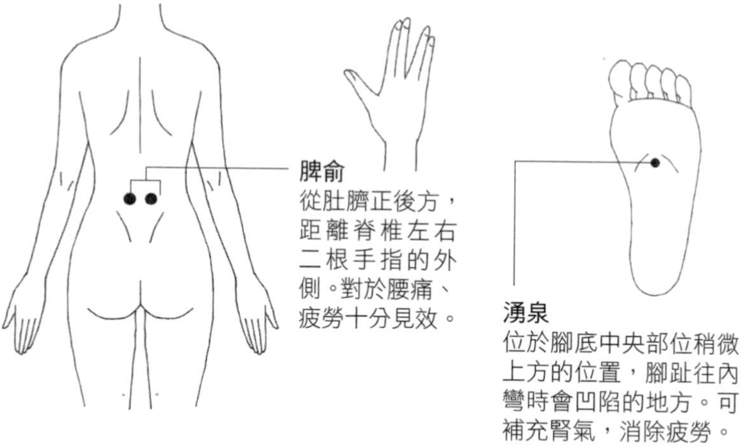
脾俞
從肚臍正後方，距離脊椎左右二根手指的外側。對於腰痛、疲勞十分見效。
湧泉
位於腳底中央部位稍微上方的位置，腳趾往內彎時會凹陷的地方。可補充腎氣，消除疲勞。

「練肌肉就要練核心」；首先從中醫的角度說明，為什麼練大塊肌肉的效益最高。

五臟中的腎，和腰部、雙腳，也就是下半身的機能有關，對養腎有效果的肌肉訓練，就是鍛鍊下半身的深蹲等運動，藉此鍛鍊肌肉大塊的下半身。除此之外，大塊肌肉使用的熱量比小塊肌肉多，生成能量的力量也較強，所以鍛鍊大塊肌肉，對於燃燒並分解脂肪的效益較高。

沒有上健身房的習慣，或是不知道該從何開始練肌力的人，可以在家先用保特瓶或小啞鈴做簡單的訓練，稍微增加肌肉的負荷，開始鍛鍊看看。（可以參考書中運動的動作篇章〈緊實腹部和下半身的運動〉和〈專攻下半身的提升肌力訓練〉）

在日常生活當中，可以穿戴腳踝用沙包（綁腿沙袋）做家事（運動用品店即可購買），等到稍微習慣之後，再試著在泳池裡健走，或做有氧運動來活動身體。水壓會形成負荷，在泳池裡做動作時，會對肌肉形成更適當且更強烈的刺激。

書中關於運動的基本觀念，以及不同年齡層針對中年發福問題的訓練動作（〈秘訣5〉、第四章至第六章），都是由體能訓練師西澤實佳教練所設計的。在透過改變飲食、改善睡眠而補充的氣血，一定要配合運動，讓氣血能在體內好好的循環，這才是打造易瘦體質的完整「菜單」。

2個提神穴道，快速恢復元氣

而按壓全身能量通道（經絡）要點所在的「穴道」，也能養腎。具體來說，可以按壓「腎俞」穴，這個穴道位在背部，距離脊椎中間（肚臍正後方）二根手指的外側（見上圖示）。

前面提到，如果感覺腰痠、腰痛時，代表腎氣流失、容易疲勞，可以按壓穴道，力道達到「痛、但按完後很舒服」的程度，就能立刻減輕不適感。

另外還可以按壓「湧泉」穴，位在腳底板（腳心）稍微上面一點的位置，也就是當腳趾往腳心扣時，會形成凹洞的地方。正如穴道名稱所示，按壓之後具有「能量會如泉水般湧出」的效果。疲累時，可以試著用腳踩著按摩球，刺激一下湧泉穴。

35歲之後，你該這樣自我保養！

- 改善睡眠，促進生長激素分泌，防止中年發福。
- 絕對不能熬夜，睡眠一定要充足。
- 鍛鍊大塊肌肉，吃黏稠的食物來補充腎氣。
- 感覺甜食吃太多，就吃些酸的食物來平衡。

秘訣 3

改變用餐順序，輕鬆提高代謝

——「補脾」讓食欲恢復正常，提高消化力和代謝力

不餓也想吃？剁手不如把脾養好

有一次和四十多歲的患者聊起她的飲食習慣，她很苦惱地說，食量明明沒有明顯增加，但是「體重卻莫名其妙地一直變重」。除此之外，她也和我反應「時常會嘴饞，所以總會在公司置物櫃裡擺零食」。

會感到「嘴饞」，通常是因為壓力上身等心理因素作祟，而非生理面的肚子餓了。三十五歲之後，尤其容易在不餓的時候、卻因為「不知不覺吃了零食」導致體重增加，一定要特別注意。

「脾」掌管食欲和消化吸收，與「飲食」有關的身體機能，也就是「腸胃」的部分。

從中醫的角度來看，負責消化、吸收食物的「脾」，正是生成每天能量、也就是「氣」

的地方。脾一旦衰弱，代謝將變得愈來愈差，加快中年發胖的速度。

如果在代謝持續變差的時期，增加「攝取」的熱量，相當然爾，多餘的熱量就會變成脂肪囤積在體內，讓你胖得更快！

在食物還沒完全消化的當下，便不斷地將食物送進腸胃裡，腸胃就必須不斷的動作，消化吸收的能力自然也會下降。

因此，對付失控的食欲、不餓也想吃的嘴饞狀況，首先就是請大家在每天在固定的時間用餐（正餐），重新感受真正「肚子餓」的感覺。

三十五歲之後，最重要的一餐是晚餐

睡覺的時候，熱量也會消耗，不過話雖然這麼說，睡眠期間的基礎代謝率比白天少了六至十%，因此並不像清醒時需要這麼多的熱量。三十五歲之後，最應該留意的就是晚餐，吃晚餐的時候，一定要遵守以下兩點：

❶ **時間：**睡覺前一刻才吃晚餐的話，會迫使腸胃在睡眠中也必須運作，這樣一來，

身體會無法休息、難以進入熟睡期，也就會影響生長激素的分泌，讓人容易發胖。

如果因為工作或其他的原因不得不晚吃，**請一定要在睡前三小時吃完晚餐。**

❷ 分量：我經常建議患者，如果早餐分量為十的話，午餐就要減少二成，吃到八分即可，晚餐再減少二成，最多吃到六分。

一天三餐當中，最重要的一餐就是早餐。早上是暖身的好時機，讓身體動起來，增加一整天熱量的消耗。而且即便早餐時分量多吃了一些，也能靠白天的活動消耗掉多餘的熱量。

相較於晚餐吃太多，早餐就算稍微多吃一點，也比較不會囤積脂肪。

實踐這套「早：中：晚＝10：8：6」食量比例的患者，在前幾天的晚餐後會比較餓，不過後來逐漸習慣之後，過去經常覺得不太餓、省略不吃的早餐，現在都會吃了（因為晚餐分量減少、空腹時間拉長，早餐時自然就會餓），還覺得早餐似乎比以前更好吃了。

在三十五歲之後，想打造易瘦體質、避免中年發福，「減少晚餐分量」是很重要的關鍵，原因就在「胃的運動」——也就是胃部收縮、清理腸胃內容的動作，在空腹時會運作得更加劇烈。

在空腹狀態下睡覺時，胃會收縮、將腸胃完全清理乾淨，等到早上起床時，腸胃中的食物就會形成糞便、準備排出體外。這對於腸胃來說才是最理想的狀態，能為下一次進餐做好萬全準備。尤其三十五歲之後，一定要改變飲食方法，以達到「腸快生活」的目標。

此外，藉由減少晚餐的分量、重拾正常的「空腹感」，對於改善便秘也十分有效。一旦便秘，理應排出體外的廢物就會殘留在體內，千萬不可以輕忽，除了體重會增加之外，腸道環境也會隨之惡化，消化力愈來愈差，形成惡性循環。

如果總覺得沒有多吃、體重卻逐漸增加，或是不餓卻常常嘴饞吃零食，以及晚餐總是晚吃、多吃的人，先試著將一天三餐比例控制在早餐10、午餐8、晚餐6，固定用餐時間，不吃零食，試著減少食量看看。

先吃蔬菜和菇類，再吃含醣食材

透過戒零食和晚餐少吃，找回正常的食欲，透過空腹感改善消化和便祕的狀況後，接下來打造易瘦體質的飲食重點，就是用餐的順序。這個重點在第二章簡單的帶過，以下就要詳細說明正確的用餐順序。

從今天起，希望大家在吃飯前，一定要提醒自己：「可以先吃主食，但是不能一下子就吃飽。」因為單靠米飯、麵包或烏龍麵這類主食的主要營養素、也就是碳水化合物的話，缺乏其他必需的營養素，無法解決中年發胖的問題。

在吃飯時，在享用主食（碳水化合物）之前，先吃以下的食物：

❶ **蔬菜：**蔬菜的食物纖維能調整腸道環境，具有抑制脂肪吸收的作用。

❷ **海藻類：**海藻類富含礦物質又是零卡路里，其中特有的食物纖維——海藻酸，則具有排出多餘鹽分及膽固醇的作用。

❸ **蕈菇類：**例如香菇，內含大量香菇普林，可有效降低膽固醇。

此外，尤其是三十五歲以上女性，最建議攝取的營養素就是「蛋白質」。與醣類和脂肪並列三大營養素之一的蛋白質，是製造內臟、血液、肌膚、頭髮及指甲等身體組織的原料，**其中最受注目的功能，就是形成防止中年發胖關鍵因素之一的「肌肉」**。

肌肉在消耗熱量的同時，也會產生能量。訓練肌力、打造肌肉，可以促進分解中性脂肪的生長激素分泌。想要打造易瘦體質，「肌肉」的存在不可或缺，關於這一點在前文已

按照會席料理的用餐順序，就能聰明養脾

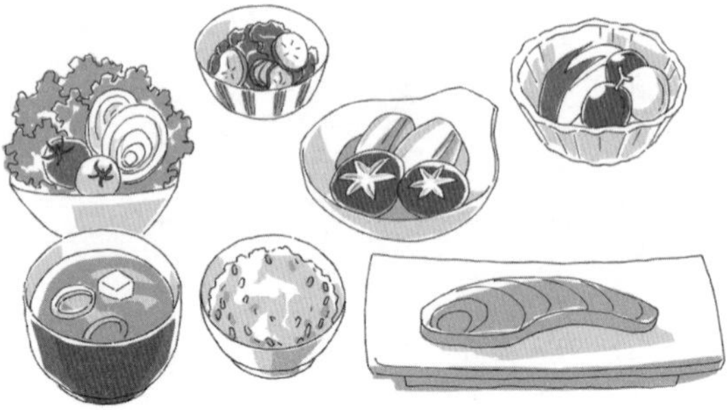

① 首先，從生菜及海藻類等含有大量纖維質的食物開始吃。
② 接著，在吃了沙拉或涼拌醋醃小菜後，再吃魚類及肉類。
③ 趁著吃配菜的空檔吃飯（若吃完配菜就已經飽了的話，飯不用吃完）。

經有詳細的說明了。

不過，根據國健署公布「二〇一三〜二〇一六年國民營養健康狀況變遷調查結果」，十九至六十四歲成人每日平均的「豆魚蛋肉」（蛋白質）攝取，超過建議攝取量六份的就有五十三％，而全穀雜糧攝取超過建議攝取量三碗的比例有九十四％、油脂類超過建議攝取量五茶匙的有三十九％，但是在每日平均乳品攝取量，不足一・五杯的高達九十九・八％、堅果種子類不足一份的為九十一％，蔬菜攝取量不足三份的也高達八十六％、水果攝取量不足兩份的也是八十六％。顯示國人在六大類食物類的攝取量上，有極高的比例未達到均衡飲食。

因此，建議大家在日常飲食中，可以參考日式「會席料理」中會出現的菜色，並依照會席料理的順序用餐。

一般會席料理的菜色，會先上開胃菜，接著是湯品、生魚片、燒烤、下酒菜、燉菜、涼拌醋物，最後才是米飯或麵類，以及甜點（水果）。

先吃蔬菜和生魚片，也就等於先攝取了食物纖維及蛋白質等營養素後，再吃碳水化合物，這樣的用餐順序，對減肥來說十分理想，充分考量到營養均衡的問題。

如果要活用會席料理的用餐順序，可以這樣做：假如吃的是三菜一湯（米飯搭配湯品，加上一道主菜及二道副菜共三道配菜），首先吃主菜及副菜，中間喝湯，主食（飯、麵）則盡量留到最後再吃。

如果是吃火鍋的話，為了能均衡攝取營養，可以先吃蔬菜、蒟蒻和蕈菇類（纖維質），接著是豆腐、魚類及肉類（蛋白質），最後再下米飯或麵條，這樣不僅能吃飽，也攝取了均衡的營養素。若是吃西餐的話，在上主餐之前，要提醒自己麵包吃一片或半片就好，免得吃太飽。

神奇的「睡前甜點」，吃不胖還能增加代謝！

雖然建議大家晚餐吃少一點，不過，很有可能晚上六、七點吃完飯後，突然需要加班到十點過後，回到家都十一點半了，在這種情形下，肚子太餓的話反而會睡不著。

雖說「空腹感」很重要，但是中醫也認為，凡事太過度（過少也一樣）對身體都不是好事。

在這種空腹狀態下，往往會讓人想吃甜食，這個原因可以參考前文中所提到，中醫理論中「五臟」和「五味」之間的關係來解釋：「甜味」有助於脾的運作，因此當「脾」在空腹狀態下機能衰弱時，身體為了讓脾提高運作能力，就會不自覺地想吃甜的東西。

此外，在身體能量不足（感到疲累）時，吃甜食還有一個優點，就是能迅速補充熱量，因此「空腹時吃甜食」的現象非常合情合理。不過，**在睡前想吃甜食的話，一定要注意分量和脂肪／熱量是否太高的問題**。

分量一多，睡眠期間腸胃便無法休息，尤其甜食攝取過多之後，反而會造成脾的負擔，不僅如此，還會抑制「腎」的運作、耗損腎氣，並不利於防範中年發福的問題。

而且，甜點類通常會使用到白砂糖、奶油和鮮奶油，內含脂肪、熱量也很高，往往會超出睡前必需的熱量，會形成脂肪囤積於體內。

因此，「無論如何一定要在睡前吃甜食」的人，我通常會建議他們不要吃甜點類，可以喝些常溫或溫熱甘酒，分量約三分之一杯至二分之一杯。

甘酒又稱「喝的點滴」，雖然名稱中有酒，卻不含酒精。而且沒有使用砂糖，卻具有甜味，同時含有代謝糖分必需的維生素B群。

此外，甘酒原料的米麴菌當中，具有生成γ-氨基丁酸（GABA）的作用，這種神經傳導物質有抗壓效果，還內含豐富的色胺酸等氨基酸。而色胺酸正是優質睡眠不可或缺的賀爾蒙，也就是褪黑激素的原料。

只不過，喝冰涼的飲品或是睡前喝太多水會妨礙良好的睡眠，因此也要留意甘酒的溫度及分量。

三十五歲之後，偶而吃一次宵夜，也要擔心中年發福的問題，必須慎選食材。日文中有一句棒球用語稱作「一球入魂」，意指每一球都要傾注全力。希望大家以這樣的境界為目標，每次用餐都必須用心思量，重視「一食入魂」的精神，銘記於心。

35歲之後，你該這樣自我保養！

◆留意一天的用餐分量比例應為「早餐十、午餐八、晚餐六」。

◆不吃零食，讓身體感受正常的空腹感。

◆每一餐盡量用會席料理的菜色與用餐順序。

◆每一餐用餐順序：蔬菜、海藻類、蕈菇類，也要充分攝取蛋白質。

◆睡前想吃甜食時，建議來杯甘酒。

秘訣 4

讓適度的壓力，幫助脂肪快速分解！——養肝讓自律神經運作順暢，正常發揮燃脂功能

除了運動，「壓力」也能燃脂

想要解決中年發福的問題，除了前面提過的「腎」和「脾」之外，「肝」也是關鍵角色之一。肝除了負責調節全身能量（氣）的循環之外，還能掌控自律神經的運作，以防失調。

自律神經運作異常，就是指隸屬於活動神經的交感神經，和歸類為放鬆神經的副交感神經，二者無法順利切換。當過度的壓力上身時，就會失調。

只不過，站在打造易瘦體質的角度來說，就如第二章內容所提到，「壓力＝減肥大敵」的觀念，其實是種誤解，適度的壓力，反而能有效解決中年發福的問題。因為適度的壓力能刺激交感神經發揮作用，結果將有助於促進脂肪分解；在這一節〈秘訣4〉當中，會詳

細說明交感神經作用如何促進脂肪分解的機制。

脂肪會分泌出「抑制食欲」的賀爾蒙？

針對脂肪的研究，近年來十分盛行。其中有一個關於體內脂肪細胞的研究，發現過去認為脂肪是多餘營養蓄積而成，但現在發現，脂肪居然還具有燃燒脂肪的作用。

脂肪細胞當中，大致可區分成「白色脂肪細胞」，儲存來自脂肪的熱量，還有「棕色脂肪細胞」，會燃燒脂肪形成熱能。

當妳發現身材走樣，感覺「最近好像變胖了……」的時候，恐怕是白色脂肪細胞囤積在皮下或內臟周圍，而且細胞變大、數量也增加的結果。

但在近年的研究也發現，導致肥胖的白色脂肪細胞會分泌出「瘦素」，也就是抑制食欲的賀爾蒙，已經證實可防止過食，並能減少體脂肪。

只要抑制食欲的賀爾蒙瘦素進入血液當中，就可以刺激大腦下視丘，使飽食中樞產生反應。於是大腦就會感覺到飽足感，明白「肚子已經吃飽了」，進而下達抑制食欲的指令。

同時，賀爾蒙瘦素還會刺激到同樣位於下視丘的交感神經中樞，交感神經的運作會增強，代謝會上升，增加體脂的消耗。

此外，因瘦素而更加活躍的交感神經，還會對褐色脂肪細胞造成影響。褐色脂肪細胞會消耗掉一部分白色脂肪細胞分解後的中性脂肪，用作熱量來源以生成熱能。

也就是說，**刺激交感神經後，白色脂肪細胞當中多餘的中性脂肪會分解，經褐色脂肪細胞作用下不斷燃燒，最後會逐步轉變成熱能。**而且飽食中樞開始活躍之後，就能防止暴飲暴食的情形；其實，我們的身體天生便具備這種天衣無縫的機制。

「既然如此，攝取脂肪理應不會變胖啊。」想必大家心裡會出現這樣的想法。不過很遺憾的是，脂肪的世界並沒有這麼單純。

事實上，已經有研究報告指出，許多高體脂的肥胖人士，儘管血液中的瘦素含量高，卻很難產生作用，無法發揮分解脂肪的效果。不過這是指體脂肪過多的案例，只要藉由運動或飲食療法回復正常體重，就可以讓瘦素發揮應有的效果。

雖說體脂肪也有助於解決中年發福的問題，但是過多的話，就會讓可貴的瘦素效果大打折扣。總歸一句話，脂肪也是「適度」最好。

「肝」健康，是自律神經順利切換的重點

使脂肪分解機制發揮功能的一大前提，就是「肝」要健康，讓自律神經能正常運作，交感神經與副交感神經的開關得要切換無礙才行。

自律神經的切換，就是促進體脂肪分解的開關，但是很多時候，在實際的日常生活當中，這個開關卻很難順利動作。

舉例來說，休假日沒有特定行程、窩在家裡時，你是不是也曾經有過「明明肚子不餓，嘴巴卻吃個不停」的經驗呢？

這正是交感神經與副交感神經無法順利切換，最經典的範例之一。

在白天，交感神經原本就處於優勢，理應呈現「ON」的狀態，但是一直放鬆心情窩在家裡的話，即便在白天，副交感神經也會強力運作，呈現「OFF」的狀態。

副交感神經可活化腸胃的運作，因此假使交感神經沒有打開開關，就會一直很想吃東西，所以才會「嘴巴吃個不停」。

這種「太沒有壓力」的狀態，許多年過三十五歲的女性應該心有戚戚焉才是。

「工作上手了，但卻感覺少了一些動力。」

「來往於家裡和公司之間，總是一成不變。」「不必再費心照顧孩子了，可是內心卻空了一大塊。」等等，諸如此類的狀況。

副交感神經在這些狀態下，都容易處於優勢。雖然「工作可以輕鬆完成」、「生活平靜順心」、「不費精神」都算是優點，但是一直保有「幹勁」、「變化」、「內心充實」，才能使交感神經亢進，開啟體脂肪分解開關，否則生活如果太安逸的話，就會一路往中年發福邁進喔。

安排「有期待感」、「緊張感」的活動

想從「太沒有壓力」的OFF狀態，切換成ON狀態時，請務必提醒自己「維持適度的緊張感」，換句話說，就是給自己「適度、可接受的壓力」。可以從設定一些目標、參與一些活動，刻意打造帶有緊張感的時間，朝目標前進。

要如何為缺乏彈性變化的生活，費心安排「心情會感到稍微緊張」的活動呢？

學習新才藝是最簡單的開始，可以學唱歌、跳舞或是畫畫等等，尤其定期會有發表會的課程最理想。「為發表會全神貫注」、「在他人面前表演」，這些事情都會使人有緊張

的感覺，而且定期舉辦發表會，還能使緊張的感覺一直維持下去。

此外，緊張感也算是一種「期待感」或「興奮感」。就算妳只是將細心收藏的鍾愛服飾、圍巾、包包或高跟鞋等、會讓自己「情緒高漲」的東西，擺在平日看得見的地方，交感神經也會亢奮起來。

除此之外，去參加偶像明星的粉絲會或晚餐會，以及看感興趣的運動比賽，甚至為支持的運動員加油，這些活動也都十分有助於調整自律神經維持平衡。

不過，還是要提醒大家，凡事都要「適可」而止，「過度興奮」反而會出現反效果，讓交感神經過度反應，這樣也不好。

每天訂出一個小目標，就可以瘦下來?!

每次我在為副交感神經處於優勢的患者看診時，都會建議她們設定一個簡單的目標，並努力達成。然而，總是無法讓自己從OFF狀態往前踏出一步，邁向ON狀態的人也不在少數。

如同週末假日結束，一到週日傍晚，心情就會憂鬱起來的「週一症候群」一樣、上班會提不起勁的情形，這樣解釋，各位應該比較容易理解了吧？

這種時候，我會向患者建議、並鼓勵他們：「設定一個只需要稍微努力就能達成的目標，再朝向那個目標，逐一完成眼前的任務。」例如，可以將目標設定成「不要變成小腹婆」，再去出席久未參加的同學會，這樣也能成為預防中年發福的「第一步嘗試」。

大多數的女性都很在意身材，將這種減肥當作目標，嘗試踏出「第一步」的方法，應該蠻容易被接受的。此外，如能因為這「一步」，讓自己也想對於日常生活中的其他活動設定目標，度過充實的每一天的話，ON與OFF之間就會切換得愈來愈順暢了。

活用香氛精油，有效改善睡眠品質

雖說交感神經能促進脂肪分解，但是如果一整天都是交感神經處於優勢的話，反而有可能容易變胖。

舉一個例子來說，就是〈秘訣1〉提到過的「失眠」，會導致睡眠時間變短，食欲增加。

為了讓晚上好睡，必須讓白天動作的交感神經冷靜下來，切換成副交感神經主導的狀態才行。此時雖然也需要能量，但在能量逐漸減少、年過三十五歲的人身上，會出現無法

藉助香氛的成分切換自律神經，打開放鬆／振奮的開關

放鬆	振奮
薰衣草精油	辣薄荷精油
墨角蘭精油	薄荷油精油
羅馬洋甘菊精油	迷迭香精油
甜橙精油（甜橙的果皮）	杜松子精油
苦橙精油（酸橙的果皮）	檸檬精油
苦橙葉精油（酸橙的葉片）	葡萄柚精油
橙花精油（酸橙的花朵）	尤加利精油
	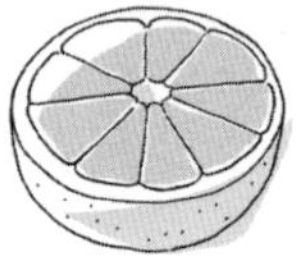

順利冷靜下來、也就是無法順利切換為副交感神經的情形。

尤其當白天拚命過頭時，交感神經也會全力動作，要讓交感神經冷靜下來的能量就必須足夠強大。但是當身上不具備這種程度的能量時，即便到了夜晚，交感神經依舊無法冷靜下來，持續處於興奮狀態之下，就會導致失眠。

年過三十五歲之後，為了避免交感神經居高不下，無法冷靜下來，建議要盡量避免過於勉強自己。當白天拚命過度，以致於交感神經高漲時，必須強制交感神經冷靜下來。

最簡單的方式，就是善用具有放鬆、助眠效果的香氛。將橘子皮乾燥後製成的「陳

皮」（也可作為中藥材），主成分檸烯的香氣中，便具有放鬆的效果。同成分的精油，還有從酸橙果皮中萃取出的「苦橙精油」、從葉片部分萃取出的「苦橙葉精油」，以及從花朵部分萃取出的「橙花精油」等等。

其他還有從甜橙果皮萃取而成的「甜橙精油」，以及「薰衣草精油」、「墨角蘭精油」、「羅馬洋甘菊精油」，也都有很棒的放鬆效果。

請各位試著找出能讓自己「放鬆」的精油，入浴時滴幾滴到浴缸，或者善用精油香氛機，打造一個能放鬆的環境，有效地調節自律神經的運作。

改善腰痛，就能提高代謝力

還有一個方式可以抑制交感神經運作，就是改善後背的痠痛。

事實上，五臟中「肝」的運作，除了與自律神經有關之外，也與肌肉息息相關。肝功能若是異常、也就是自律神經運作失常的話，肌肉運動起來就會不順暢，容易發生痠痛或肌肉痙攣等現象。

尤其是後背的痠痛現象，是因為交感神經過度亢奮、讓身體處於緊繃狀態，使得肌肉

按壓「肝俞」穴，有效改善後背疼痛

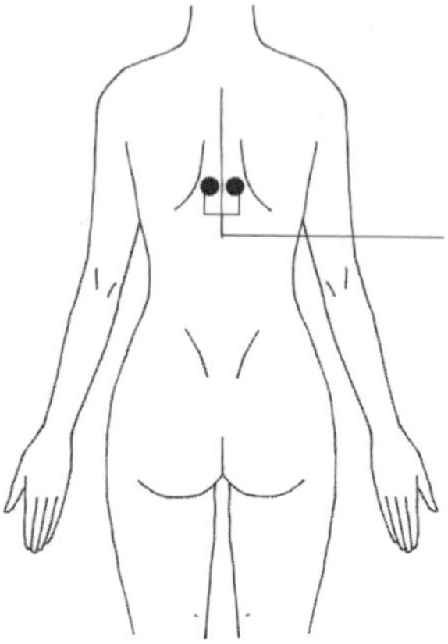

肝俞

從第九胸椎突出的下方（左右肩胛骨下端連成一條線的正中央，就是第七胸椎所在處，由此處往下數二個脊椎的凹陷處），距離二根手指遠的外側。

僵硬而引發。如果能改善、消除後背痠痛的問題，讓肌肉恢復柔軟、彈性，就有助於使交感神經冷靜下來。

除了按摩背部肌肉之外，有幾個能改善後背痠痛的穴道，可以試著按壓看看。

位在女性的內衣背扣、從脊椎正中央距離約二根手指外側的「肝俞」穴，如穴道名稱所示，具有「療癒肝臟」的效果。

此外，肝還負責儲存血液、再將營養運送至全身的工作，調整自律神經、保持平衡，就能使全身血液循環變好，提高代謝力。也就是說，把肝顧好，就能提高對抗中年發福的效果，讓改變飲食、改善睡眠和肌力訓練等的效益最大化。

35歲之後，你該這樣自我保養！

- ◆從副交感神經切換成交感神經，就是打開「分解體脂肪」的開關！
- ◆「喜愛的物品」或「期待的事情」，能有效切換ON與OFF的開關。
- ◆不容易冷靜下來時，靠香氛和穴道按壓抒解緊張情緒。

秘訣5

熱身運動是養腎和護肝的關鍵
——不只增加運動量，更能調整「呼吸」和「姿勢」

「深呼吸」能養腎，「姿勢回正」能養肝

從下一章開始，我會介紹不同的年齡層可以分別做哪些運動、才能有效預防中年發福。在〈秘訣5〉這一節，就以中醫角度來說明「運動」對養腎、瘦身的原理。

同時，負責設計書中所有暖身、肌力訓練動作的西澤實佳老師，會告訴各位在做這些動作時必須留意的重點。

就如〈秘訣1〉所提到的，運動是養生的手法之一，可使我們的身體維持平衡。當過了三十五歲要做運動時，由中醫的角度來看，有幾個重點必須注意。首先要注意的，就是「呼吸」。

無論從中醫或西醫的觀點來看，肺在呼吸時，都肩負著主要的職責；此外，中醫還主

張，「腎」也與呼吸息息相關。**肺在吸入空氣後，會形成「後天之氣」，腎則支援「吸入功能」，將肺部吸入的空氣，深入引導進體內。**

想要強化「深入吸入的力量」，最快的方法，就是養成平時以「腹式呼吸」的方式做深呼吸。「深呼吸」也有助於鍛鍊腎、養腎，對於預防中年發胖來說非常重要。

在西澤老師的指導下從事體適能運動時，她總會提醒大家：「想要提升運動效果，第一步還是得從『呼吸』和『姿勢』做起。」可見得「呼吸」有多重要。

肌肉或關節活動不順暢的人，多數都是「呼吸又淺又短」，而且姿勢不正；在做運動前，應該要先做「長時間的深呼吸」，並將姿勢調整、回正，如此一來，身體各部位的機能才能有效改善，運動的效果才會提升。

平時習慣用嘴巴呼吸，且呼吸又淺又短的人，就算想試著用鼻子吸氣的深呼吸，也無法「用力」吸氣，所以必須先從掌握住深呼吸的訣竅開始，有一個很簡單的方法，就是想像自己「慢慢地在聞一朵美麗花朵的香味」。

中醫也認為，一旦「腎」機能不佳，呼吸就會變淺，容易氣喘噓噓，氣（＝能量）也就無法循環到全身，缺少能量的結果，導致最後容易中年發福。

如果再加上「肺」機能變差，還會影響到五臟中的「肝」，使得自律神經運作失常。自律神經失調，就容易使身體健康出狀況。人人都能察覺到自己身體的不適，但是當呼吸不順引發自律神經失調時，正因為大家都是在毫無自覺的狀態下呼吸著，因此很難意識到自己「呼吸又淺又短」。

肩頸痠痛，可能是「呼吸太淺」！

參考西澤老師設計的方法，可以用簡單的方式觀察自己的呼吸是否正確。請各位檢查看看，**肩頸痠痛的狀況有多嚴重，或是姿勢是否比一般人更為前傾**。另外一個方法，是設定二十秒左右的時間，測試吸氣、吐氣的情形，檢查自己呼吸時間夠不夠長，或是有沒有用力深呼吸。

平常在無意識下吐氣（呼氣）時，能放鬆橫隔膜，對於身體來說是相當輕鬆的動作，但在吸氣的動作時，對身體而言就沒那麼簡單了。所以「呼吸又淺又短」的人，多數人在「吸氣」的問題特別大。

用力吸氣時，關鍵在於收縮橫隔模，但是無法順利收縮橫隔膜的人，身體就會用肩頸四周的肌肉來用力吸氣。長久下去，肩頸的四周容易緊繃、痠痛，姿勢也會因此變差。

因此，務必要將注意力放在橫隔膜的動作上，才能實現「理想的呼吸」。做運動時，在熱身及冷卻階段，請大家一定要做做看〈熱身運動1〉的「喚醒呼吸肌的伸展操」，讓自己能達到「理想的呼吸」，

想讓對抗中年發胖的運動效果更明顯，關鍵在於呼吸的英文——「breath」當中的「B」，以及姿勢的英文——「posture」當中的「P」，請各位一定要記住這兩個重要的關鍵字。

均衡鍛鍊深層肌肉與表層肌肉

吃飽飯後、或是站了一整天之後，常會發現從胃到小腹鼓脹、突起，其中一個原因就是胃下垂，不過中醫視這種現象為「脾虛」，也就是上了年紀後腸胃機能衰弱，進而引發的下垂症狀。

三十五歲之後，身體會開始轉虛，因營養攝取不均進而導致能量不足，肌肉無法完全撐起內臟，這類的影響便會以這種形式（胃下垂）反應出來。

中醫認為，全身取得平衡才是所謂的健康狀態，因此以「中庸」為佳。肌肉也是一樣，深層肌肉與表層肌肉的狀態都不能過於極端，兩者的平衡十分重要。

以體適能的觀點來看，做瑜伽或皮拉提斯等運動，除了能鍛鍊位於身體深層、可微調脊椎及關節位置的深層肌肉之外，同時也能均衡鍛鍊覆蓋在身體外側的表層肌肉，才是重點所在。而表層肌肉的肌肉量多，只要經過訓練，鍛鍊後的肌肉就能有效提升代謝。

想要改善胃下垂的人，首先要調整呼吸，讓內臟回到正確位置，同時鍛鍊表層肌肉與深層肌肉，確實讓肌肉支撐起內臟。做完「喚醒呼吸肌肉的伸展操」後，再做〈熱身運動2〉的「喚醒核心肌群的基本練習」，效果將更為顯著。

以上肌肉訓練的重點，強調要同時注意深層（inner）與表層（outer）的肌肉，因此我將頭一個英文字的「I」與「O」，搭配上一段提到呼吸的「B」與姿勢的「P」，將熱身運動的重點濃縮成「BPIO」，方便大家銘記於心。

用簡單的熱身運動，喚醒沈睡的肌肉

應該有不少人有這樣的經驗：試著在家做肌力訓練，卻看不出效果；或是明明想要用力，卻感覺肌肉完全使不上力。

其實，平常沒在做運動的人，使用健身器材做肌肉訓練，或是做伸展操時，感覺好像活動到肌肉了，但事實上有很多肌肉並沒有完全使用到。大家可以想像成肌肉有一百條肌纖維，結果卻只使用到五十條。

像這樣沈睡中的肌肉，英文稱作「sleeping muscle」，必須喚醒這些肌肉，使這些肌肉發揮功能，否則做再多肌肉訓練，還是很難有多大的效果。

舉例來說，腹肌很難使力的話，可能腹肌已經變成「沈睡的肌肉」了。日常生活鮮少用到的肌肉，會忘記如何出力，所以就算突然想用力，也無法好好使力。

面對這種糟糕的狀況，西澤老師有一個方法能喚醒沉睡的肌肉，就是「刺激想要使用的肌肉」，找回「出力」的感覺。

各位可能會懷疑，這麼簡單的方法真的有用嗎？其實，藉由「輕輕敲打」、或是「動一動」這些簡單的事前動作刺激肌肉，比起沒做這些動作來說，二者的訓練效果會有天壤之別。

西澤老師曾經教過我如何喚醒沉睡肌肉的動作。如果是髖關節活動不順暢的話，可透過「活動腳踝」，以及「單腳分別前後反覆擺動」的簡單動作，就能重拾動作的流暢度，找回肌肉用力的感覺，後來我便將這幾個動作，納入了熱身運動的菜單當中。

運動後吃兩種食物，讓你不做白工

中醫主張，養生最基本的一環，在於能量（氣）用完後應該要迅速補充。運動後消耗掉的熱量，必須靠飲食補回來，但是運動後的身體，會大量消耗熱量和營養素，呈現飢餓的狀態，於是身體會想要攝取營養素，而且吸收效率會變好。

也就是說，運動後要是吃錯了，反而會有變胖的危險！一定要特別小心。想靠運動打造肌肉的話，最有效的方法，就是在「運動後」攝取醣類與蛋白質。

運動時使用的熱量，以蓄積於肌肉當中的醣類（肌肉肝醣）為主，因此當運動後肌肉肝醣不足時，就會分解蛋白質作為熱量來源。而且運動後也需要蛋白質修復損傷的肌纖維。

因此最理想的作法是，**盡可能在運動後三十分鐘內，攝取內含醣類的運動飲料，以防止蛋白質分解，以及可有效攝取到蛋白質的高蛋白飲品**，將流失的氣補回來，才有助於打造易瘦體質。

接下來在這一章的最後，就是能喚醒沈睡肌肉、使呼吸肌動起來的熱身運動菜單。請大家多加運用這些熱身運動，做為書中肌力訓練動作的準備運動，讓這些訓練肌力的運動發揮最大成效。

此外，在運動前如何檢查、確認身體狀況，還有運動時的注意事項，請參考下兩頁的說明。而運動也會依照以下的年齡，分為不同的動作組合。

☑ 近更年期（三十五歲至四十五歲左右）
☑ 更年期前期（四十五歲至五十歲左右）
☑ 更年期後期（五十歲以後）

接下來將為大家介紹，在各個年齡的階段，關於飲食和生活上的注意事項，如何以「養生」做好養腎、補脾、護肝的「防守」工作，以及在每個時期該做哪些運動，才能有效針對中年發胖的問題加以「進攻」。

35歲之後，你該這樣自我保養！

- 想要提升運動效果，首重調整呼吸與姿勢。
- 除了深層肌肉之外，一定還要鍛鍊表層肌肉。
- 刺激沈睡中的肌肉，喚醒肌肉。
- 運動後，攝取運動飲料與高蛋白飲品最為理想。

【運動前，檢查身體狀況】

〈**程度❶**〉提不起勁、懶洋洋↓只做熱身運動就好。

〈**程度❷**〉身體重重的↓做熱身運動和二～三種不同類型的運動。

〈**程度❸**〉狀況ＯＫ↓做熱身運動和所有不同類型的運動。

〈**程度❹**〉身體健康↓做熱身運動和不同類型的運動＋進階運動。

〈**程度❺**〉活力十足↓做熱身運動和二至三組不同類型運動。

【運動時的注意事項】

● **運動中，該如何正確執行動作——**

☑ 運動前，將體重平均分配於左右兩側，採取腹式呼吸的正中姿勢。

☑ 選擇能夠感覺「微微痠痛、肌肉用力」的強度。

☑ 感到負擔時，可調整手腳的位置及角度，或是減少次數。

●如何呼吸——

☑依照指示呼吸，效果最佳，但是尚未習慣時，以不會妨礙動作的自然呼吸即可。

☑沒有明確指示時，用自然呼吸即可。

☑用鼻子吸氣，再用嘴巴吐氣。

●如何選擇運動、設定運動頻率——

☑身體狀況ＯＫ時，可以每天變換不同類型的運動，或是選擇想加強的部分，持續挑戰二至三種類型的運動。

☑熱身運動做五至十分鐘即可，不同類型的運動以五至十分鐘為準。

☑熱身運動每天做，不同類型的運動一週做三至五次。等習慣後，再變換不同類型的運動，天天做也可以。

☑沒時間的時候，可單做熱身運動，或是單做其中一種運動，但希望你養成每天做運動的習慣。

☑ 做家事的期間、工作空檔、搭乘交通工具時，建議「同時做運動」。

● 讓運動更有效的建議——

☑ 在運動前、後，都要藉由轉動肩膀、轉動雙腳、前彎、後彎、深呼吸等方式，檢查身體狀況。

☑ 運動後視個人需求，按摩或做拉筋伸展操。

☑ 勤加補充水分。

熱身運動

重點

☑ 呼吸
☑ 腹肌
☑ 調整姿勢

無論哪個年齡層，做完熱身運動都能看出效果。想要提升任何一種運動的成效，都必須調整呼吸，喚醒腹部及脊椎的肌肉。改善橫隔膜等部位的呼吸肌功能後，呼吸的品質就會變好。

1 喚醒呼吸肌的伸展操

放鬆肋骨

用手指以「不會痛到不舒服」的力道，按壓肋骨之間的位置，加以放鬆。

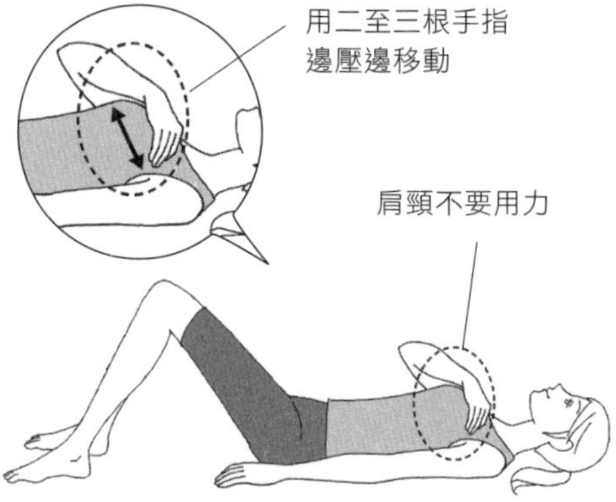
用二至三根手指
邊壓邊移動
肩頸不要用力

放鬆橫隔膜

腹部不要用力，將雙手的三根手指放在肋骨邊緣的內側，放鬆僵硬的部位。

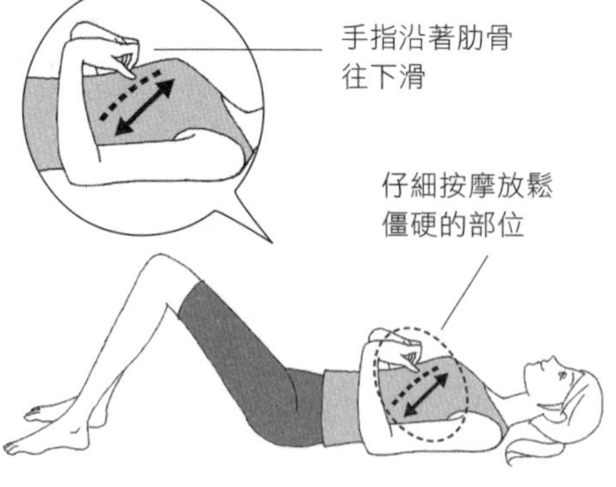
手指沿著肋骨
往下滑
仔細按摩放鬆
僵硬的部位

CHECK!

運動前先深呼吸，檢查一下目前的呼吸時間有多長，深呼吸到什麼程度。也可將雙手放在肋骨的地方作確認。

活化呼吸肌伸展操

① 將雙手放在肋骨內側，同時吐氣。

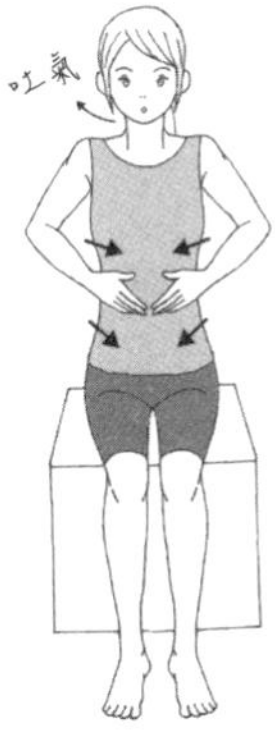

② 吸氣的同時，輕輕地將肋骨往下壓，然後慢慢地放鬆手的力道，感覺肋骨往外擴展開來。

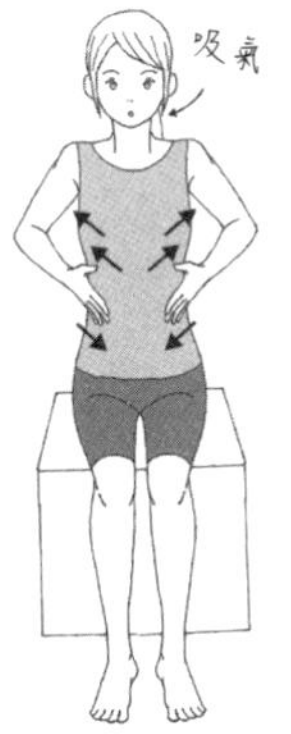

③ 重覆①和②，共做5至6次。

再次檢查！ 再次檢查呼吸，視身體狀況，感覺呼吸的長度是否有變化，深呼吸的程度有沒有差異。

2 喚醒核心肌的基本練習

正中姿勢

採坐姿、站姿、趴臥姿、側姿（側躺）時，脊椎維持自然S型弧度的姿勢，即為正中姿勢。仰躺下來，腰部與地板之間會出現手指得以伸入的空間，後腦勺、脊椎、骨盆會排列呈一直線，腰部及頸部沒有負擔。

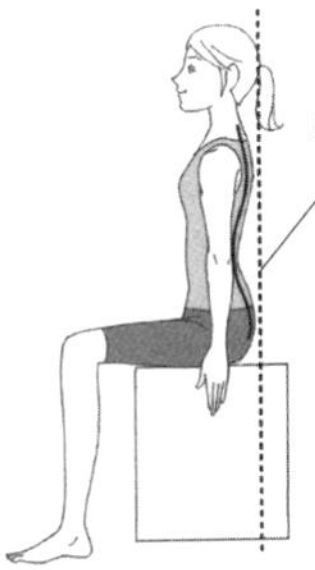
自然的
S 型弧度

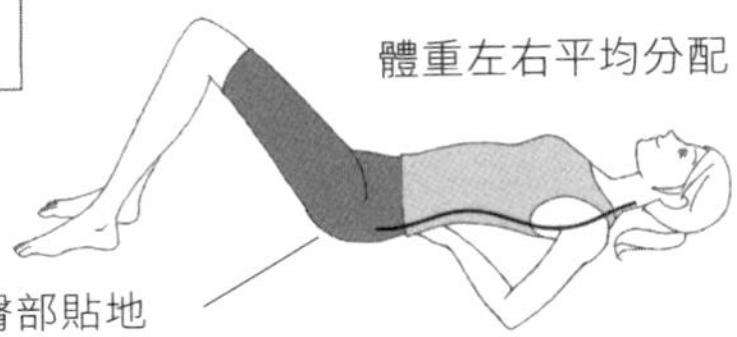

腹式呼吸

吸氣，收縮骨盆底肌肉（提肛肌），使小腹內縮，然後一邊吐氣，一邊感覺脊椎向頭頂方向延伸、拉高。像是將很緊的褲子拉鍊拉上，後背拉高的感覺。

採坐姿、站姿、仰躺姿、趴臥姿時，都要讓身體調整在正中後，再開始做腹式呼吸。

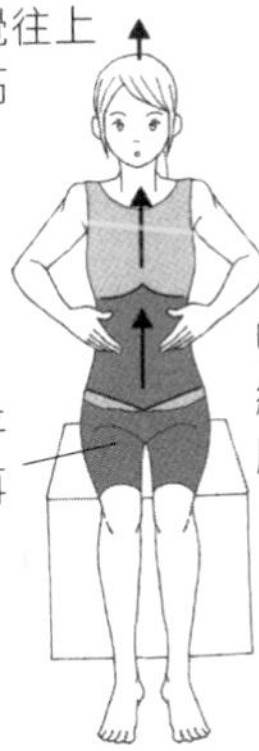
感覺往上拉高
體重左右平均分配後再坐下來

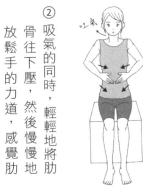

3 脊椎回正的基本練習

脊椎和骨盆的伸展操

〈前彎再後彎〉

採四足跪姿，拱起脊椎拱，再慢慢地下凹。共做五次。

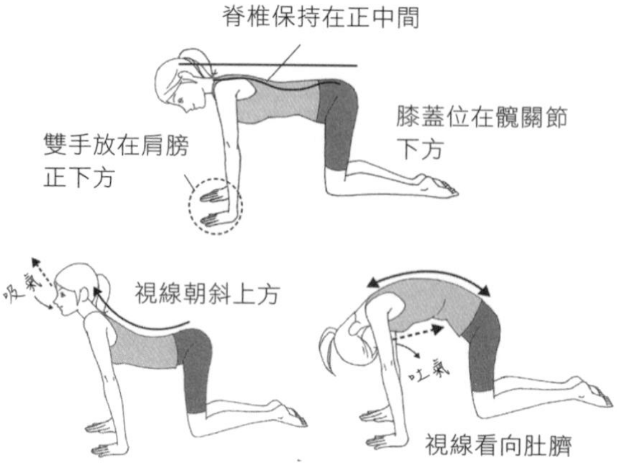
脊椎保持在正中間
膝蓋位在髖關節下方
雙手放在肩膀正下方
吸氣
視線朝斜上方
吐氣
視線看向肚臍

〈側彎〉

維持跪姿，讓左肩和左側骨盆靠近，伸展身體右側。換邊伸展，重覆五次。

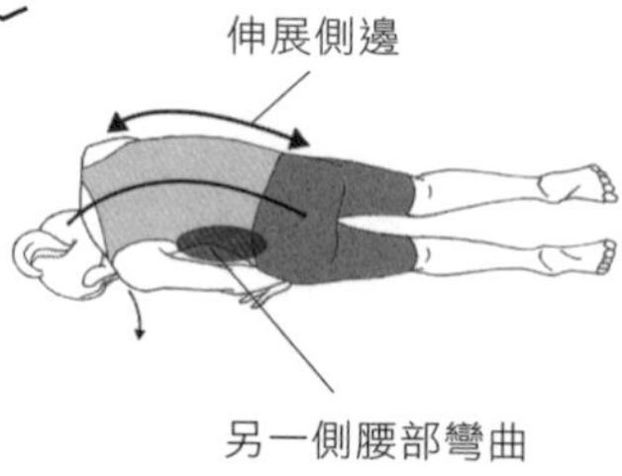

〈對角〉

① 維持四足跪姿，將對角的手腳（左手右腳）抬起、往斜上方伸展，背部微微下凹。視線看向抬起的指尖。（也可以只做腳的動作）

② 將手肘與膝蓋往內縮、靠在一起，脊椎拱起。①與②做五次。換邊也做五次。

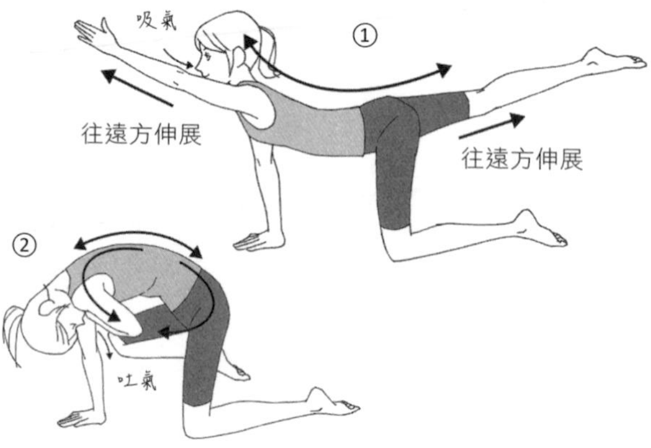

※支撐身體的手腕感覺負擔很大時，將手改為握拳，使手腕保持一直線。

改善姿勢的運動

① 四足跪姿，注意身體不要往左右歪斜。

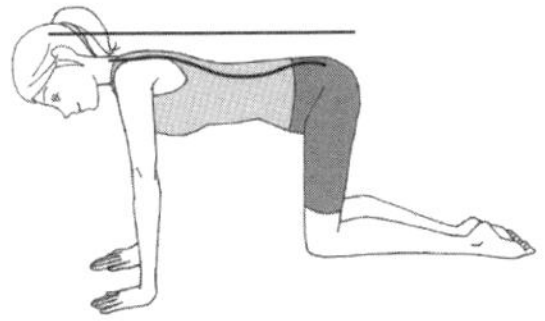
脊椎保持在正中間

② 右手、左腳抬高，背脊打直，呈一直線，保持平衡，維持三十至六十秒。

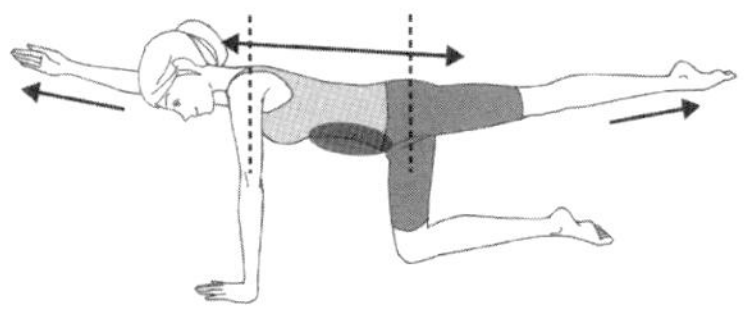
肩膀與骨盆呈平行
腹部用力，維持一直線

③ 換邊重複相同的動作。

※支撐身體的手腕感覺負擔很大時，將手改為握拳，使手腕保持一直線。

④ 改為跪坐姿勢，雙手往前伸、上半身往前傾，後背拱起，伸展腰部。用腹式呼吸的方式深呼吸二至三次。

※膝蓋會痛的人，可以盤腿或坐在椅子上進行。

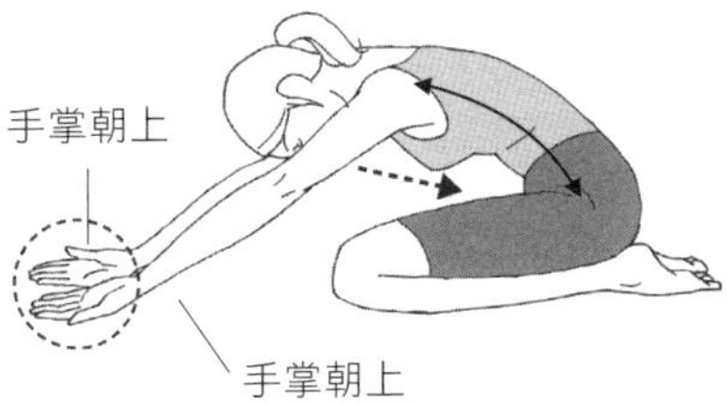
視線看向肚臍

完全喚醒腹肌的呼吸法

① 將長一點的毛巾或圍巾纏在腰部，用力繫緊，感覺讓腰圍縮小了五至十公分。或是用雙手從腰部的兩邊側邊用力按壓，像是要把腰圍束緊。

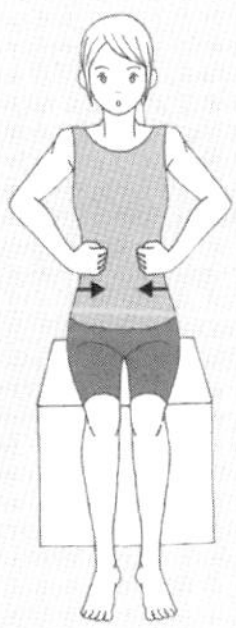

② 吸氣，讓腹部稍微鼓起來。

③ 一邊吐氣，一邊收縮骨盆底肌肉，接著再用力鼓起腹部，然後持續用力，並以自然呼吸的方式維持十五秒至三十秒。中間可以休息，共做三至五次。

4 喚醒元氣的全身活力操

深蹲練習

① 坐在椅子上，雙腳打開與腰同寬。維持腹式呼吸的正中姿勢。

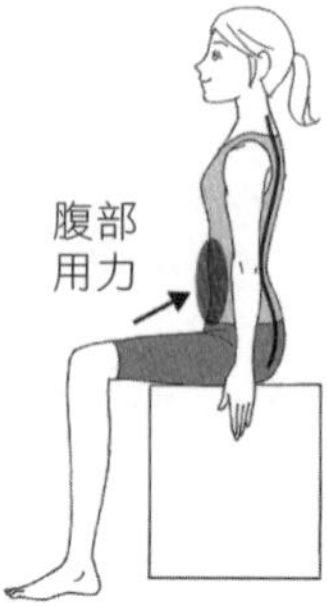

② 背部挺直，屁股離開椅面約五公分，上半身微往前傾，和髖關節的角度約四十五度；腳底緊貼地面，雙腳用力踏穩。

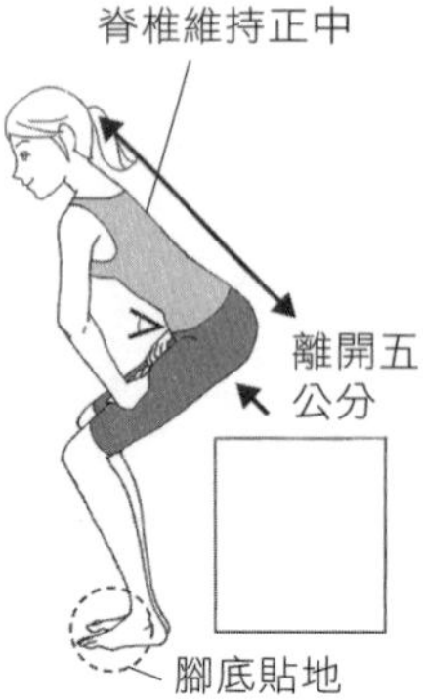

③ 膝蓋不要外翻或內轉，和腳尖同樣朝向前方，身體往上直直地站起來。

④ 重覆站起、坐下動作，共做三次。

基本深蹲

① 雙腳打開比肩更寬一些，腳尖朝外側站好。

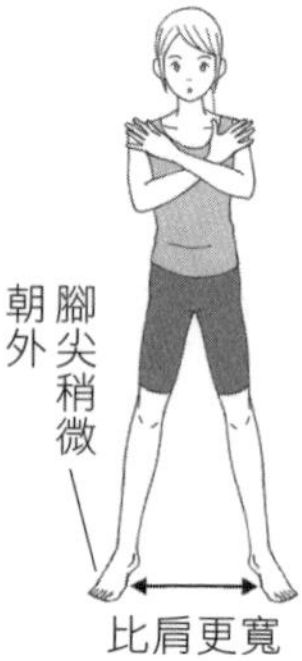

② 感覺同時運用髖關節、膝蓋和腳踝的力量往下蹲，大腿後側要和地板平行。

③ 停留一下，維持②姿勢後再站起來。

④ 共做六至十次。

※做動作時，感覺胸口打開，肩胛骨往脊椎方向緊靠，並向下移動。膝蓋容易內轉、彎向內側的人，在蹲下來時，可以想像將膝蓋中間對準腳的食趾。感覺膝蓋有負擔，或是覺得吃力甚至疼痛時，不用蹲得太低。

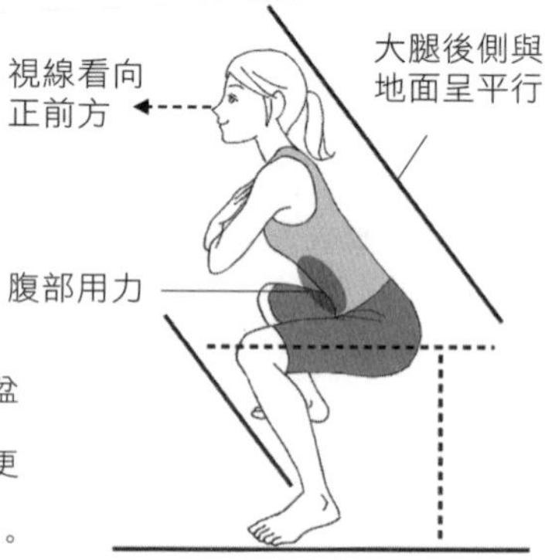

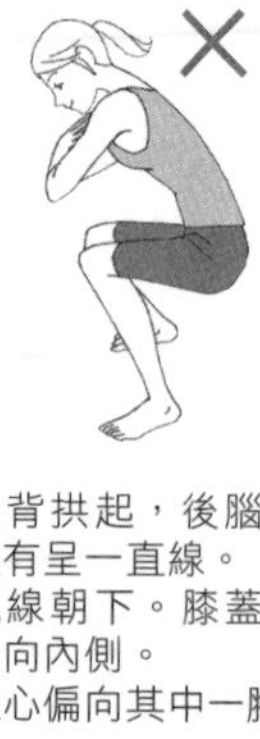

✕後背拱起，後腦勺至骨盆沒有呈一直線。
✕視線朝下。膝蓋比腳尖更朝向內側。
✕重心偏向其中一腳的腳底。

放鬆全身的活血伸展操

〈8字動態伸展〉

①雙腳打開比肩寬，右手拿著球，蹲下，將球繞過胯下，從左腳前方傳到後方，再用左手接住球。挺直身體，伸直左手，將球高舉過頭，然後重複蹲下、傳球、站起的動作，像是在空氣中描繪出一個很大的8字。

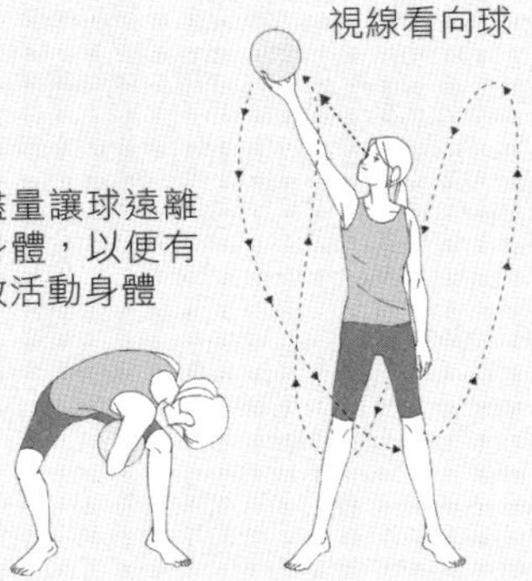
視線看向球
盡量讓球遠離身體，以便有效活動身體

使身體朝上下、左右、對角方向大幅度活動。共做三至五次。

②做①的動作時，不需要用力往下蹲。動作熟練後，試著將球要繞過的那一腳抬高，移動身體重心，刺激不同部位的肌肉。共做三到五次。

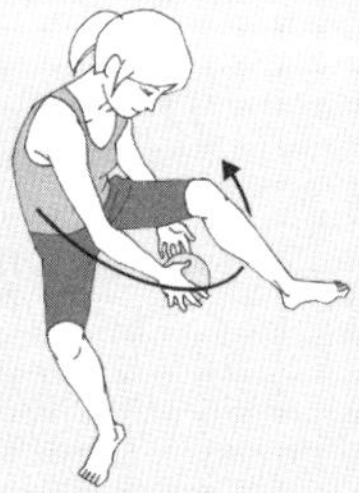

③用和動作①與動作②相反的動作，將球從大腿後側往前傳，描繪出8字型。

※身體抬高的同時吸氣，身體往下彎時再吐氣。或是以自然呼吸進行。做動作時，腹部須稍微用力。

保護膝蓋的大腿前側肌力訓練

〈放鬆膝蓋運動〉

①深坐在椅子上，雙腳打開與腰同寬，維持正中的姿勢。

②左膝稍微朝向外側，彎曲膝蓋，抬起小腿與大腿平行。腳底朝向前方，感覺將腳根往遠方踢，伸展膝蓋後側，大腿前側肌肉用力。

③左腳踩回地面，重複做十至十五次。

④換邊做相同的動作。

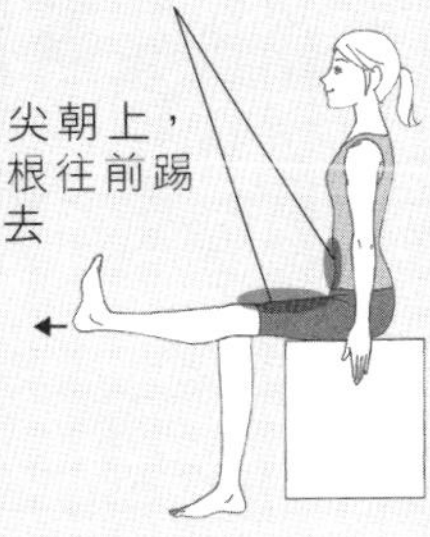

在腹部與大腿前側用力
腳尖朝上，腳根往前踢出去

✕常見NG動作注意（1）

深蹲以及需要彎曲膝蓋的動作

⚠**後背肌力不足（背部拱起）**

◎稍微打開胸口，使肩胛骨朝脊椎方向緊靠，再往下蹲。

⚠**腰部容易拱起**

◎保持在正中姿勢，感覺蹲下時是從髖關節開始對折。

⚠**腰部習慣後仰（髖關節萎縮，腰部向後彎）**

◎腹部、臀部用力，稍微內縮。

⚠**腳踝、髖關節僵硬（膝蓋容易外翻或內轉）**

◎小腿往前傾，將膝蓋中間對準腳的食趾，再往前彎。腳要用力踏穩，避免腳底離開地面。

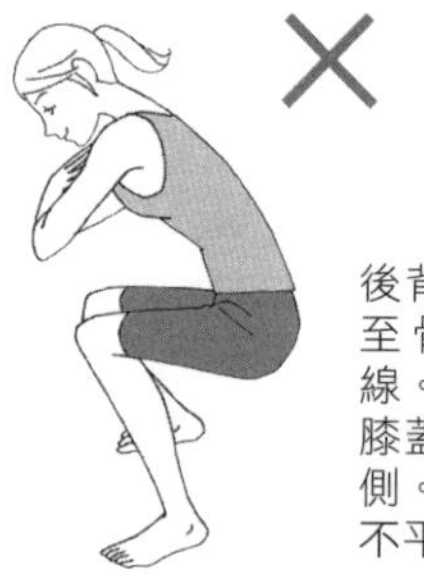

後背拱起，後腦勺至骨盆未呈一直線。視線朝下。膝蓋比腳尖更朝內側。腳底負重左右不平均。

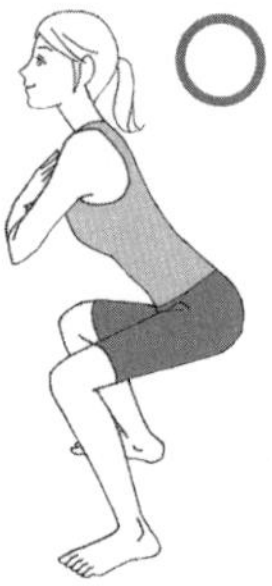

上半身從髖關節開始前傾四十五度。視線朝上，膝蓋與腳尖維持相同方向。

✕常見NG動作注意（2）

動作用到手臂

⚠**肩膀抬高，往前突出**

◎讓肩膀及肩胛骨往骨盆方向移動，使頸部維持伸長的狀態。

當背部往後仰

⚠**動作中，腰部、頸部覺得不太舒服**

◎保持腹式呼吸，再從胸部開始調整姿勢。

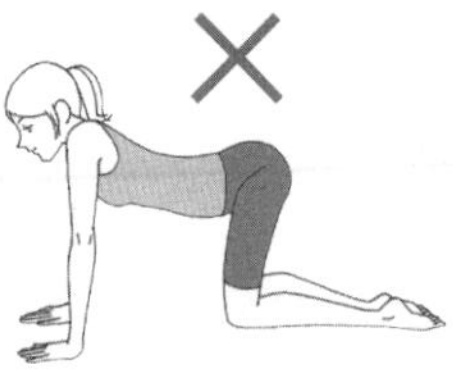

肩膀縮起來。腹部沒有用力。腰部過度後仰。

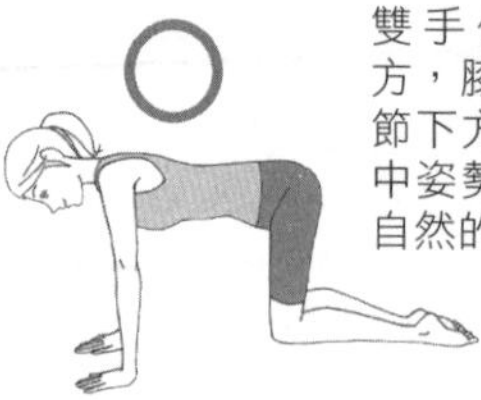

雙手位於肩膀下方，膝蓋位在髖關節下方。脊椎呈正中姿勢，後背維持自然的弧度。

Chapter
04

近更年期的瘦身，重點是「消耗熱量」

——三十五～四十五歲，與其少吃，不如多動！

從這一章開始，要為各位說明對抗中年發福的實際做法。

接下來會依不同年齡層、分三個階段，為各位說明每個年齡必須的養生法和運動，幫助大家打造易瘦體質。

三十五歲之後，身材會開始出現變化，但是在三十五歲與五十五歲，五臟的運作以及女性賀爾蒙的分泌量等各方面，都會有所差異。前面章節已經說明過基本的注意事項，除此之外，我還會為大家說明適合三十五歲、五十五歲等，各種不同年齡層，如何有效對抗中年發胖。

不同階段的區分原則，以「更年期」為主軸；因為女性在這段期間，身心都會出現巨大變化。更年期落在停經前後，為期十年左右的時間。而日本女性停經的平均年齡，則是在五十歲左右。

三十五歲至四十五歲為止，算是「近更年期」，但尚未步入更年期。本章將針對身體應如何「防守」與「進攻」，分別解說注意事項，「防守」包含這個年齡層理想的飲食及睡眠等養生法，「進攻」則是藉由運動打造難胖體質。

勉強自己節食，反而更容易胖

別讓「少吃」成為壓力

近更年期的女性，雖說身心都過了巔峰時期，不過這個年紀的能量仍舊充足。以飲食方面來說，腸胃功能的「脾」還算健康，所以食欲還很旺盛。不過，這時候的基礎代謝已經開始明顯下降，若依照以往吃吃喝喝的習慣，就會一路朝小腹婆、大屁股的身材加速前進。

這個時期雖有食欲，但一定要控制食量。不過，一下子減少食量反而會造成壓力，導致情緒焦躁、很可能反彈成過食，因此，與其調整飲食分量、也就是注意「IN」的部分，**倒不如養成運動的習慣，將重點放在如何養生，留意「OUT」的問題，將熱量消耗掉。**

另外，「不自覺會拿甜食來吃」，或是「零食買回家後，一口氣就吃完整包」的人，不妨試著「外食的時候再吃甜點」，家中盡量不擺零食。就算要在家裡吃，也不要多買，最好養成當天吃多少、就買多少的習慣。

前面提到「五味」的時候，已經告訴各位甜味可靠酸味克制，所以有些患者便應用了這個理論，「在吃蛋糕時，點杯檸檬茶來喝」。的確，享用甜食時，如果搭配水或稀釋的醋酸飲料，通常就能跳脫「停不下口、很想一直吃」的狀態，回復到正常的食欲了。

補充營養時，首選維生素B群和C

當情緒感到焦躁、憤怒，或是面臨很大的壓力時，會想要大吃大喝的話，其實代表妳的能量（氣）很充足。反過來說，當欠缺能量（氣不足）、又面臨壓力的時候，就會直接陷入憂鬱狀態。

雖然會有大吃的衝動，代表氣很足，但是考量到要減重的話，還是要控制情緒，避免焦躁、易怒而引起的情緒性飲食。

人會焦躁或發怒，是因為賀爾蒙之一的「兒茶酚胺」在運作。兒茶酚胺會在身體感到危險時，為了保護自己而分泌，屬於神經傳達物質，能在神經之間傳遞訊息，為「多巴胺」、「去甲腎上腺素」和「腎上腺素」的統稱。

當感受到壓力，大腦為了保護自己，就會下達分泌兒茶酚胺的指令。兒茶酚胺也稱作「戰鬥激素」，會和壓力奮戰、保護身體。但是當壓力超出一定範圍之後，身體的防衛反應將會過大，使得兒茶酚胺分泌失調，衍生出焦躁或憤怒這類的情緒反應。

想讓兒茶酚胺的運作回復正常，最有效的作法，就是攝取維生素B群與維生素C。當感到情緒焦躁的時候，可以比平常多補充一些維生素B群與維生素C，讓身體的戰鬥激素分泌反應下降。

另外，大腦在受到壓力的狀態下，蛋白質、鈣質等礦物質的消耗量也會比較大，所以也別忘了補充這些營養素。

近更年期後，凡事用七分力就好

前文有提到，其實近更年期的身體，能量還很足夠，因此常讓人誤以為自己能像二十幾歲一樣，哪怕睡眠不足，努力一點還是做得到，所以常會勉強自己持續超時工作。

只是，如果經常勉強自己的話，就會白白消磨掉腎的能量。腎的能量一旦減少，水分代謝及基礎代謝都會下降，讓人更容易發胖。

一時的勉強，會加速中年發胖的速度！即便覺得「好像再撐一下應該還可以」，一定要提醒自己「不要刻意勉強」，避免過勞、睡眠不足以及熬夜，在日常生活習慣中多留意這些「勉強自己、再撐一下」的行為。近更年期為了養好腎，更不能再勉強行事了。

以上是分別對於脾、肝和腎的生活與飲食習慣的改善提案，下一頁則是專門為三十五至四十五歲的近更年期所設計、能有效提升全身基礎代謝的運動，增加熱量的消耗（out），確實打造易瘦體質。

35歲之後，你該這樣自我保養！

- 「OUT」比「IN」更重要。
- 充分攝取維生素C、維生素B群及礦物質。
- 記住：勉強自己，一定會變胖！

提高代謝力的肌力訓練

重點

☑ 強化呼吸
☑ 提升脊椎柔軟度
☑ 強化髖關節可動度

到了「近更年期」的年齡，與其刻意少吃，不如養成做運動的習慣。從鍛鍊呼吸、核心和下半身的大肌群開始，確實提升身體的代謝力！

1 呼吸熱身

準備

透過動態伸展操，讓呼吸更順暢。

仰躺姿勢，雙膝彎曲踩地，雙手扶住後腦，將瑜伽球擺在上背下方。腹部用力、同時吐氣，將胸口以上抬高，到眼睛能看到肚臍；抬起時，感覺上背的肌肉使出力壓著球；接著回到起始動作，身體下降、同時吸氣，感覺胸口打開。放慢動作，共做五至八次。

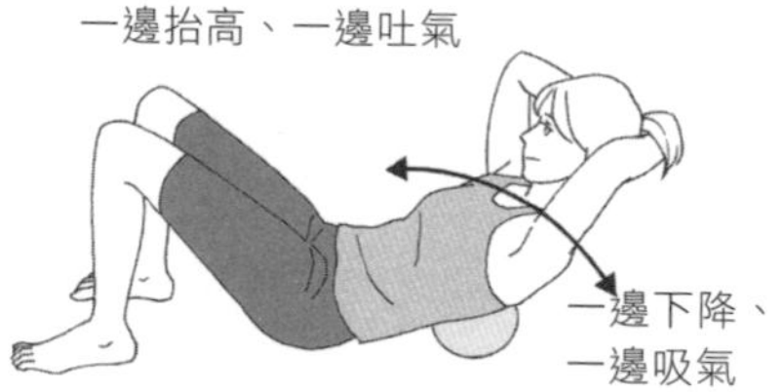

CHECK!

吸氣時間短促、無法用力吸氣、喘不過氣或提不起精神、肩膀容易痠痛

加強吸氣

① 仰躺姿勢，雙手扶在頭後。抬起上半身和雙腳，手肘與膝蓋盡量靠近（可挑戰手肘與膝蓋靠在一起）。

② 花五秒鐘緩緩將氣吐盡，花十秒鐘慢慢吸氣。吸氣時，盡量維持身體拱起的姿勢。共做三次。

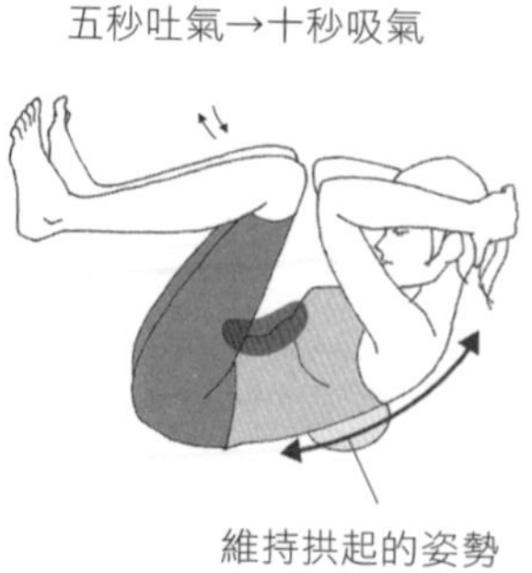

CHECK!
吐氣時間短促、無法將氣吐盡、情緒容易焦躁不安、腹肌無力

加強吐氣

①仰躺姿勢，雙膝彎曲踩地。雙手打開伸直，以肩膀不會痛的程度為準。

②花五秒鐘吸氣，花十秒鐘將氣吐盡。吐完氣後，要盡可能將身體伸展開來。共做三次。

※感覺吃力的話，可以中途休息，或是縮短吸氣和吐氣的時間。也可以將球稍微消氣，甚至坐在椅子上進行也可以。

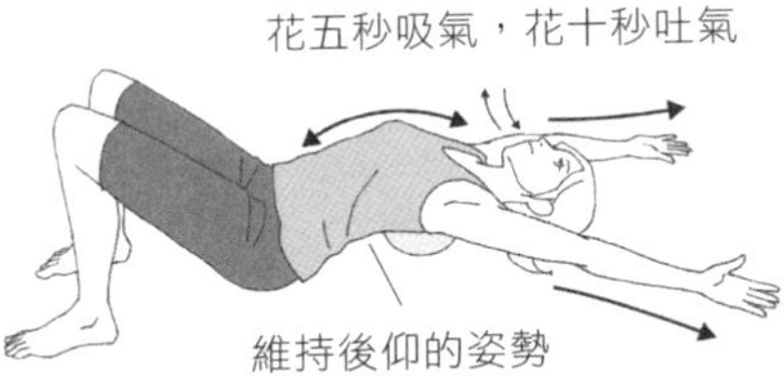

花五秒吸氣，花十秒吐氣
維持後仰的姿勢

2 強化背肌的核心肌力操

放鬆背部肌群和骨盆

①坐姿，雙膝彎曲踩地，雙手往前伸直。兩腿間夾著瑜伽球或毛巾，維持骨盆直立。

②吸氣，接著吐氣（腹式呼吸），同時將上半身往後傾約45度，骨盆也同時往後傾。

③維持②的動作、吸氣，然後一邊吐氣、一邊慢慢回到動作①的姿勢。

※②和③共做三次。

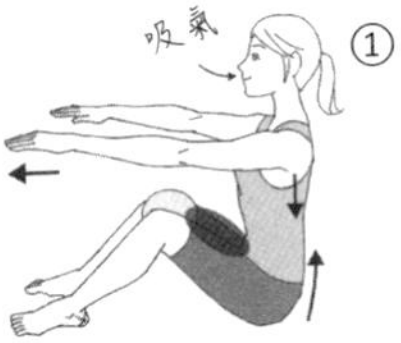

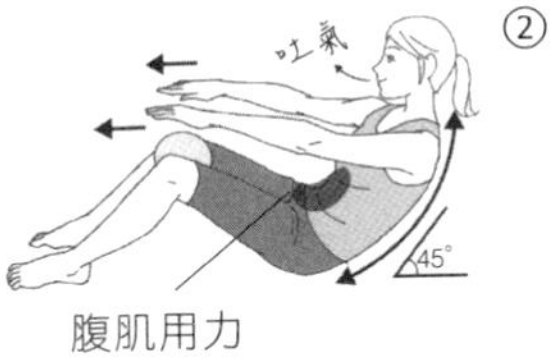

腹肌用力

④用②的姿勢，花十秒鐘往後躺倒（以骨盆、脊椎、頭部的順序往下躺）。

⑤抬高上半身，雙手抱住大腿後側，身體稍微左右搖晃、輪流改變左右重心坐起來。

※④和⑤共做五次。

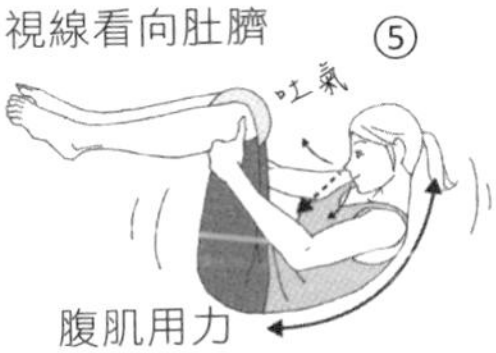

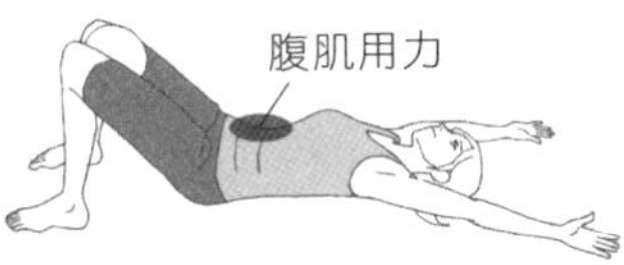

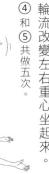

視線看向肚臍

腹肌用力

腹肌用力

進階運動

動作⑤坐起來時，直接用腹肌的力量坐起。④的動作不要完全躺下，而是離地板稍微有點距離。共做三至五次。

3 緊實側腹核心肌群

修飾腰身線條運動

① 身體先朝向右側呈一直線，左手撐地，手肘在肩膀正下方，雙膝彎曲，肩胛骨往下移動。

② 一邊用腹式呼吸，一邊將臀部慢慢抬高（約2秒），右手臂越過頭頂伸展，維持姿勢至少兩秒鐘。接著一邊吸氣，一邊讓身體慢慢回到①的位置（約四秒）。共做三至五次。感覺吃力的話，臀部不用抬高。

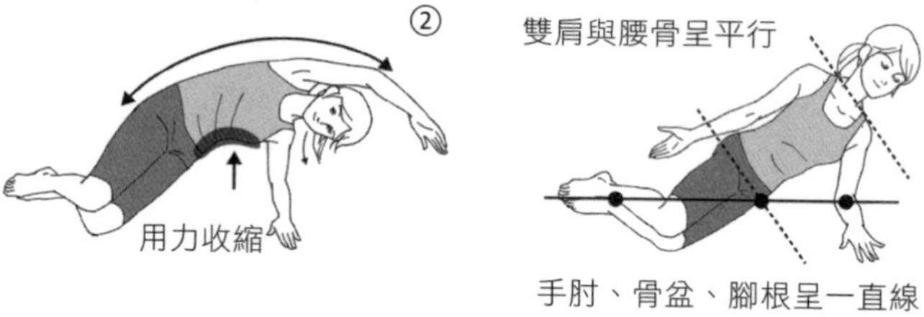

進階運動

同①的姿勢，臀部抬高，右手朝上舉高。上半身朝地面轉90度，右手穿過地板和左腰側中間，維持二秒鐘。再慢慢回到起始姿勢（約四秒）。共做三到五次。

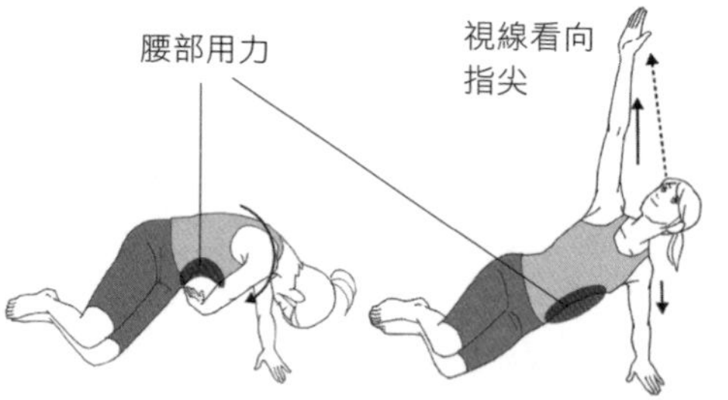

腰側肌肉較無力時
〈臀部走路〉

① 坐姿，雙腳往前伸直。

② 維持腹式呼吸，用右側腹的力量將右邊臀部抬高，往前挪動後落在地板上。接著換左邊，像是用臀部走路一樣前進。

③ 與②的動作一樣，挪動臀部倒退走。往前、往後共做三次，前進／後退的距離為五十公分至一公尺。

※一開始手可以撐在地上，之後試著讓手在身側擺動。

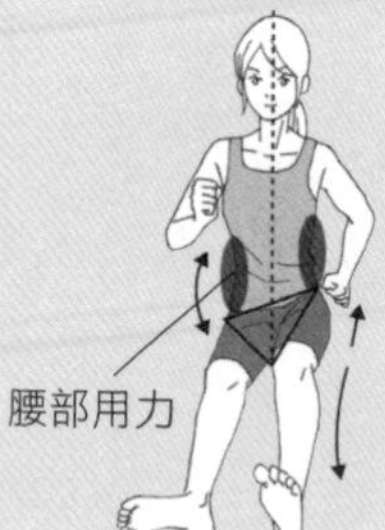

4 — 下半身肌群的快瘦操

大腿&臀部的燃脂深蹲

①雙腳打開，比肩更寬一些，雙手於胸前交叉，呈正中姿勢。

②想像後面有一張椅子、要坐下的感覺，慢慢往下蹲（約四秒）。

③維持②的姿勢，慢慢站起來（約2秒），回到動作①，將臀部用力夾緊。

④②和③共做十次。

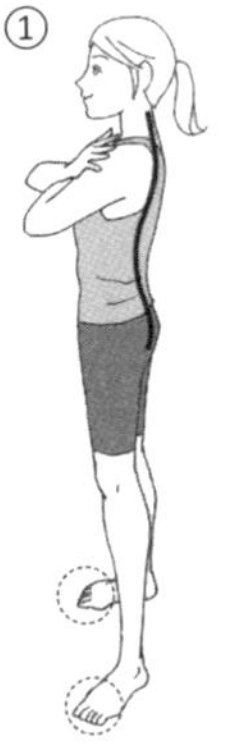
①
感覺體重平均地落在左右腳

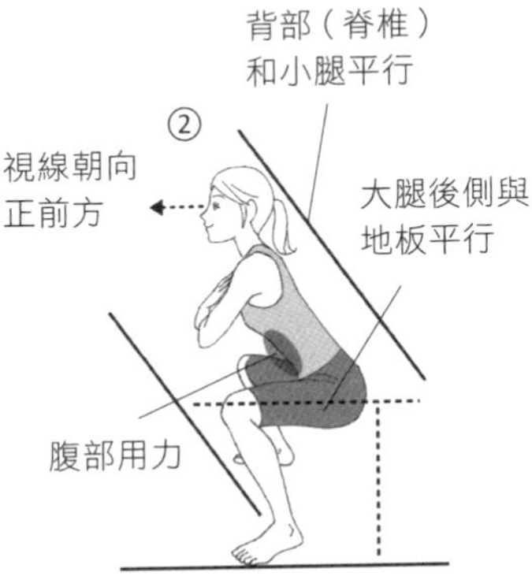

進階運動

雙手手臂往前伸直，雙腳並攏後，以微蹲姿勢，接著將單腳往後移動，可試著將後腳稍微抬高。待身體姿勢穩定後，做深蹲。要注意前腳膝蓋不能往內彎。單腳連續做三到五次，然後再換邊。

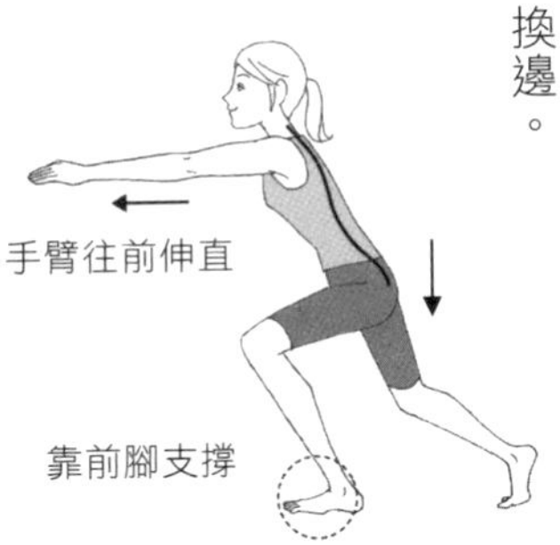
手臂往前伸直
靠前腳支撐

臀部和大腿肌肉比較無力〈髖關節和臀肌的喚醒運動〉

①坐在椅子上，雙腳打開與腰同寬，上半身往前傾約三十度，身體維持正中。

②腳根維持貼地的狀態，抬起腳尖（從前腳掌到腳底）。注意髖關節不能放鬆，小腿要用力，花二秒鐘慢慢抬高後，再花二秒鐘慢慢放來。共做十到十五次。

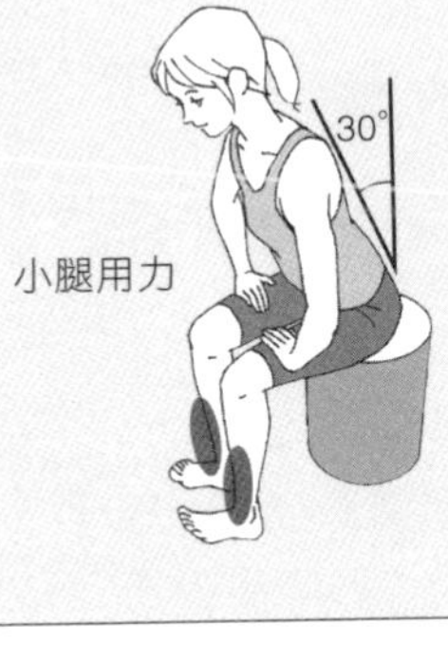

Chapter
05

更年期前期，要顧好消化和睡眠

——四十五歲至五十歲的代謝明顯下降，維持體內好循環就不發胖

年過四十五歲之後，直到停經平均年齡的五十歲左右為止，都算是女性的「更年期前期」。

女性在更年期前期，身心上會出現一些特徵，諸如女性賀爾蒙失調、月經不順、熱潮紅及焦躁不安等更年期特有的現象，也會變得顯著。雖不至於嚴重到能量（氣）流失的「體虛」狀態，但是已經面臨「循環」變差的階段，也就是中醫判斷全身是否達到平衡的要素，即所謂「氣」、「血」（血液）及「水」（血液以外的體液）的「循環」紛紛走下坡了。

循環變差，將導致代謝下降，老廢物質無法排出，在這段時期，會比近更年期更容易發胖。因此在養生及運動方面，**首先應著重於解決「循環變差」的問題。**

再者，從近更年期至更年期前期這段時間，個人身體狀況不同，即使年齡比這一章目標年齡層的四十五歲還要年輕，但在血液檢查發現脂肪及血糖值異常的話，請馬上照著這一章建議的養生法與運動改變生活習慣。

改變飲食習慣，配合代謝下降的身體

身體不需要「一日三餐」

即將面臨停經期的女性，要比其他時候更加留意飲食內容和食量，也就是注意「IN」的部分，同時也要注意排便，也就是「OUT」，否則體重會直線上升。

因此，關鍵在於必須質疑四十五歲之前的生活習慣，無論是飲食、排便或是睡眠，一直以來都深信不疑的「常識」。因為這些習以為常的「常識」，反而可能導致我們變成易胖體質。

當代謝不停下降的期間，一天還是照常吃三餐的話，「IN」的部分會過量，也就是會過食，以致於卡路里過多，有時將導致熱量攝取超標。「一日三餐」的常識，可能成為

「吃得和過去一樣多，但卻一直發胖」的原因之一。

到了四十五歲之後，由於腸胃（脾）的機能會變差，因此會有很多人出現食物無法順利消化的情形。但是為了遵守「一天三餐」的原則，在上一餐食物尚未消化時，仍舊不間斷地將食物送進腸胃，老廢物質就無法順利排出，造成便秘等消化不適的症狀。

感覺餓了，再吃下一餐

江戶時代的知名儒學家，高齡八十四歲的貝原益軒，依據他的個人經驗以及從文書資料所學知識，將健康相關內容記載於《養生訓》一書中，針對飲食和消化的部分，留有下述這樣一段文字。

「假使早餐尚未消化，就不能吃午餐，也不能額外吃點心之類的零食。如果午餐還沒消化，就不能吃晚餐。當前天晚上的晚餐還滯留在體內，便不能享用早餐。想吃下一餐的時候，應減少一半分量，且須禁酒禁肉。」

總而言之，就是「只吃能夠消化的分量，待消化後再吃下一餐」。規律的飲食，並不等於就是「一天吃三餐」。假如不知道自己到底有沒有吃太多時，可以先試著把晚餐減半，或是乾脆晚餐斷食，讓「食物不停歇地進入的腸胃」，回到歸零的狀態。

隔天起床後，先喝一杯溫開水，等到早上儀容打理好了之後，再吃早餐，然後確認接下來的排便情形；假如感覺「比平時來得順暢」的話，代表過去幾天的飲食分量，對你來說就是太多了，該試著調整。

「隱性便秘」可能是老化引起的

中醫在診斷身體不適時，視排便為一個重要項目，同時也不容輕忽排便對「中年發胖」的影響力。尤其是更年期前期的女性，隱性便秘恐怕就是中年發福的原因。

經過我多年的診察經驗，經常有四十五歲之後、面臨停經的女性患者向我反應，她們雖然還是每天都會排便，但是卻感覺排便後，肚子仍然覺得不太舒服，或是感覺腹部脹脹的，甚至於覺得好像有大便沒排乾淨。

這種情形就是因為肝功能失調，「氣」和「血」的循環變差，腹部才會容易覺得脹脹的；這種現象其實也算是一種便秘。由於每天還是會排便，因此我稱之為隱性便秘。有隱性便秘困擾的人，通常身材都是小腹突出的洋梨蘋果型身材，在腹部的周圍囤積了許多內臟脂肪。

更年期前期容易發生隱性便秘，推測有以下原因，對女性而言，最明顯的原因就是這時期女性賀爾蒙會急速減少，一旦女性賀爾蒙分泌量下降，自律神經的運作就會失常；而自律神經失調，也會對腸道蠕動造成影響，腸道蠕動是為了使消化後的食物在腸道內移動，將糞便排出體外，當蠕動狀況不佳，就容易發生便秘。

此外，隨著年齡增加，肌肉量減少，內臟不斷下垂，排便力也會減弱，這一點也是形成隱性便秘的原因之一。

以中醫的角度來說，和自律神經有關的五臟是肝。肝儲存著「血」（血液），且能掌控「氣」（能量）循環、並維持順暢，因此改善肝的機能，就有助於改善隱性便秘。

為了提高肝的機能、改善排便，建議各位可以用以下的呼吸法，同時刺激腹部的穴道。

❶ 仰躺姿勢，一邊吐氣，一邊用食指、中指與無名指的指腹，依序輕壓中脘↓右大巨↓右天樞↓左天樞↓左大巨（見下頁圖）。

❷ 接下來，將雙手重疊放在腹部，用力吸氣，感覺雙手疊放的部位鼓起來。此時用

改善「肝」機能和便秘的整腸穴位

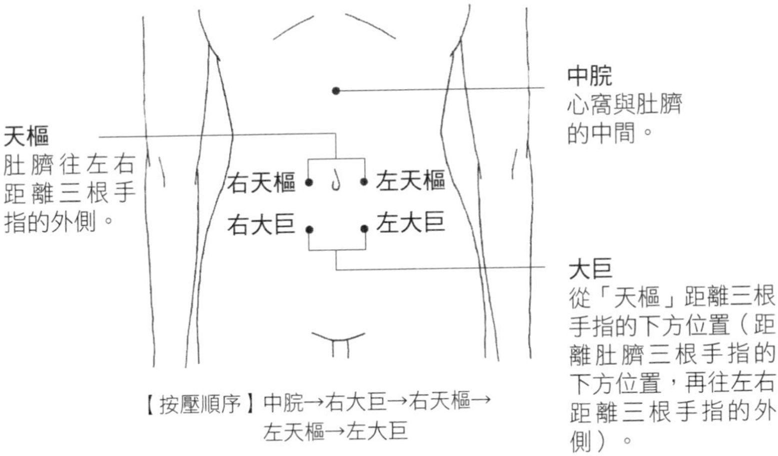

心窩與肚臍的中間。

肚臍往左右距離三根手指的外側。

從「天樞」距離三根手指的下方位置（距離肚臍三根手指的下方位置，再往左右距離三根手指的外側）。

改善隱性便秘的食材，天天都要吃

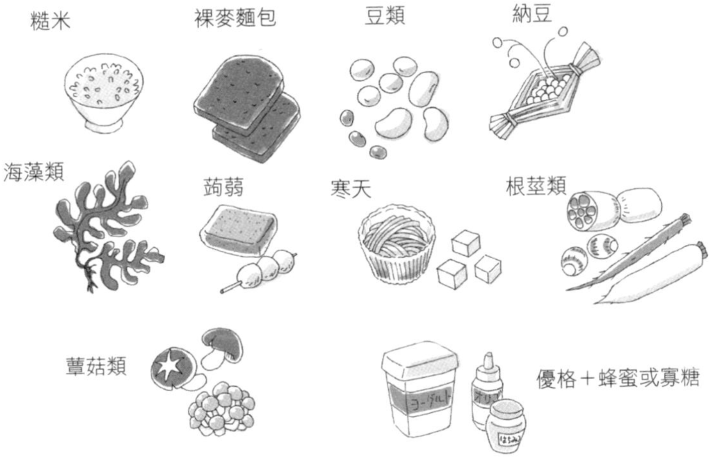
糙米
裸麥麵包
豆類
納豆
海藻類
蒟蒻
寒天
根莖類
蕈菇類
優格＋蜂蜜或寡糖

手一邊感覺腹部鼓起來的感覺，一邊稍微用力下壓。

❸將手的位置，依序從上腹部往下腹部、右腹部、左腹部、肚臍方向移動，同時平均施力。

更年期前期導致隱性便秘的原因，和其他年齡層一樣，可能是出在缺乏食物纖維，或是腸道壞菌比好菌多、腸內環境不理想等因素。想要攝取有效改善便秘的食物纖維，蔬菜是不錯的選擇。

不過，一天當中吃得下的蔬菜分量，畢竟還是有限，其實在糙米和裸麥麵包等食物當中，也富含許多食物纖維，除此之外，豆類、海藻類及蕈菇類等食物，也都能攝取到食物纖維。從各種食物中補充每天足夠的膳食纖維，避免偏食，是每一個年齡都必須注意的。

有助於改善腸道環境的食物，還有優格，如果能和具有活化好菌運作的寡糖和蜂蜜一同食用，效果會更加明顯。

四十五歲之後，在排便習慣方面，除了「能排便、能規律排便」之外，請大家還要留意「排便後的感覺是否舒暢」。

晚上睡不好的話，改成早上洗澡

進入更年期前期之後，就算日常生活的步調和往常一樣，可是感到容易疲累的時候會漸漸增加。

為了向患者說明常常容易累的原因，我將能量（氣）的總量用球來做比喻，也就是「能量球理論」。簡單來說，容易疲勞的原因，就是隨著年齡增長，能量的總量會減少，而且身體為了調整賀爾蒙平衡，會使用更多的能量，因此每人每天實際可使用的能量也會隨之減少。

但是，我們很難發現體內的能量球變小（總量變少），還有當中的空氣（能量）也減少了。尤其在年輕時不容易感到累、或是稍微休息一下就能恢復元氣的人，更難以發現這點。

對這套理論沒有概念的患者，經常聽到他們反應，在傍晚到晚上的這段時間特別容易覺得累，因此常會在晚餐過後小睡一下，醒來是深夜，接著才去洗澡，然後再繼續睡。

例如，從晚上八點開始睡了二小時，到晚上十點醒來，直到凌晨三點，中間可能看書或上網，洗完澡後發現天還沒亮，於是就回頭去睡，然後在早上七點起床，總計共睡了六小時。

但是這樣斷斷續續的睡眠，無法讓深層睡眠與淺層睡眠順利切換，這樣一來，五臟中的肝機能會運作不順、發生異常，也就是會干擾自律神經的運作。而就如前文所提到的，自律神經失調會讓人更容易發胖。

與連續睡六小時的人相比之下，斷斷續續睡六小時的人睡眠品質較差，結果和熬夜的人一樣，這樣的生活習慣會容易發胖。

洗澡的時候也需要能量，如果能量（氣）不足，不如直接先睡覺來補「氣」吧！感覺很睏的時候就不要洗澡，乾脆直接睡覺、而不要想著小睡一下，然後隔天早一點起床洗澡，這樣才能有一整段完整的睡眠時間，達到「優質睡眠」。

年過四十五歲之後，要隨著身體的狀況調整過去的生活步調，不要受限於習慣或常識，例如一日要吃三餐，或是要洗完澡才睡覺，隨機應變過生活，才能讓身體達到最好的循環狀態。

45～55歲（更年期前期）的自我保養重點！

◆跳脫「一日三餐」的常識，不覺得餓時，可以少吃一餐。

◆除了定時排便之外，也要注意排便的品質。

◆真的很累的時候，早早睡覺，第二天起來再洗澡。

腹部和下半身的緊實運動

重點

- ☑ 提升腹部血液循環
- ☑ 改善姿勢
- ☑ 改善下半身水腫

更年期前期，身體的循環會漸漸變差，導致代謝下降。運動的重點就在於讓腹部至大腿的血液及淋巴循環順暢，同時鍛鍊下半身的肌肉量，打造緊實的下半身線條。

1 消滅小腹的核心鍛鍊

打造腹肌的棒式

① 面朝下趴姿，背部呈一直線，手肘在肩膀下方，和腳趾一起撐起身體。用腹部的力量，維持30秒～1分鐘，然後慢慢地放鬆，讓身體貼地。

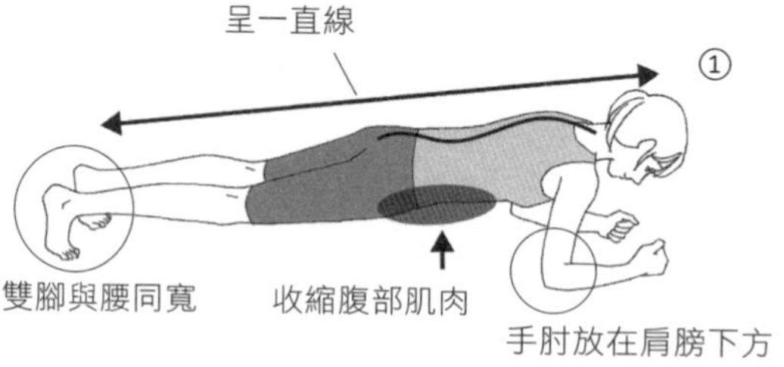

② 回到棒式的動作，收下巴，視線朝向腳尖，讓脊椎拱起呈一個和緩的弧度，維持四秒鐘後放鬆。

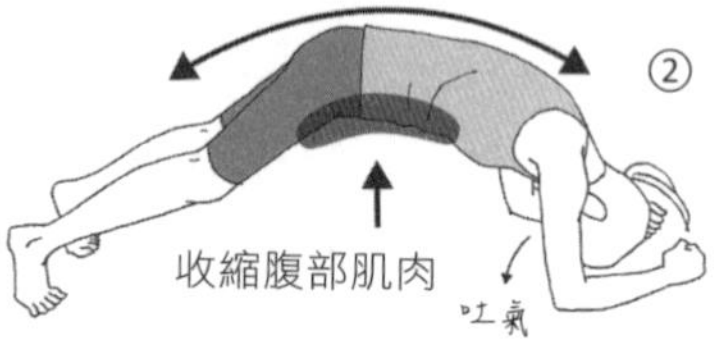

〈簡單版〉

腹肌無力，撐不起來的時候

仰躺姿勢，雙膝彎曲踩地，腰後放一個捲起的毛巾；用腹部肌肉的力量往下壓住毛巾，同時讓腳跟遠離臀部，維持三十秒。

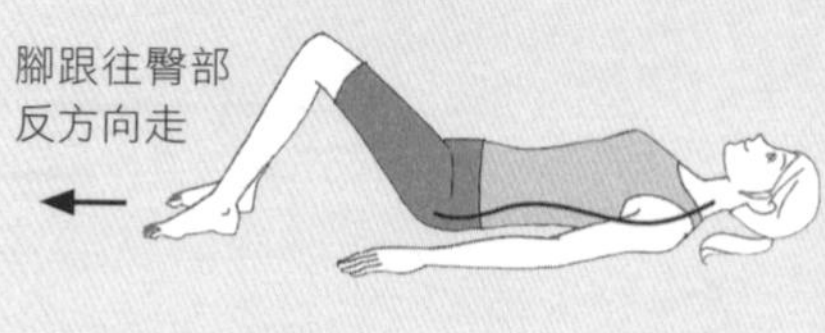

③一邊吸氣，一邊慢慢回到①的姿勢（約四秒鐘），接著再做②，重複五至六次。

※做動作時，腹部須隨時用力，避免腰部後仰。感覺吃力時，可將膝蓋靠在地板上進行。

2 提臀修身、緊實線條

身體前側展開

①仰躺姿勢，將膝蓋打開，肩胛骨往骨盆方向移動，感覺頸部伸長。

②用腹式呼吸，感覺肚臍（腹部）往下、往地板方向；將臀部抬起，臀肌收縮用力，同時吐氣。

①

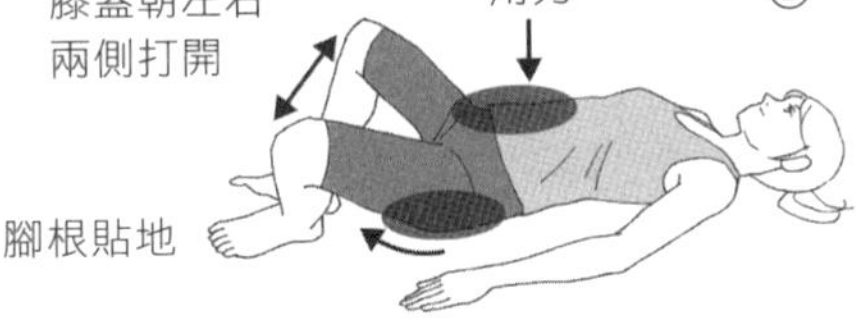

③維持臀部抬高的姿勢，吸氣後，一邊吐氣、一邊將身體從脊椎開始慢慢貼回地面，重複五至八次。

②

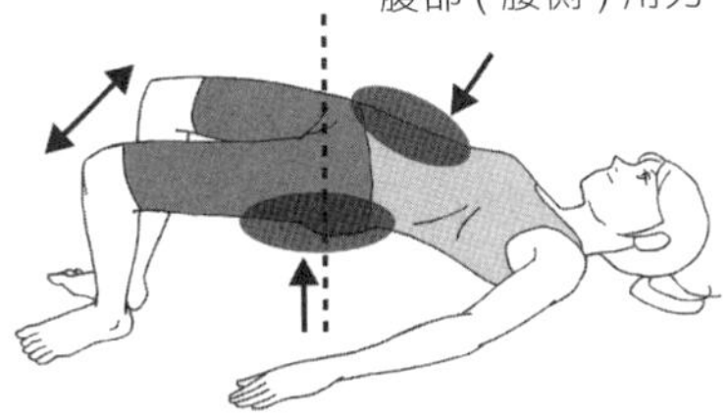

3 打造比基尼美背線條

緊實上背運動

①趴臥姿，雙腳打開比肩寬，手往前伸。腹肌微微收縮用力、抬高，讓腹部和地板中間有約一公分的空隙。

②吸氣，依序從頭部至胸部，將上半身抬高，手肘彎曲往後，朝後背的中心拉過去。

③一邊吐氣，一邊回到①。重複做五次

④改為跪坐或是盤腿坐，上半身往前傾、感覺後背拱起、伸展，同時做深呼吸。

※在做這個動作時，記得要用腹式呼吸，要使用上背部的肌肉，避免造成腰部負擔。抬起上半身的姿勢很吃力時，可以只做彎曲手肘的動作。

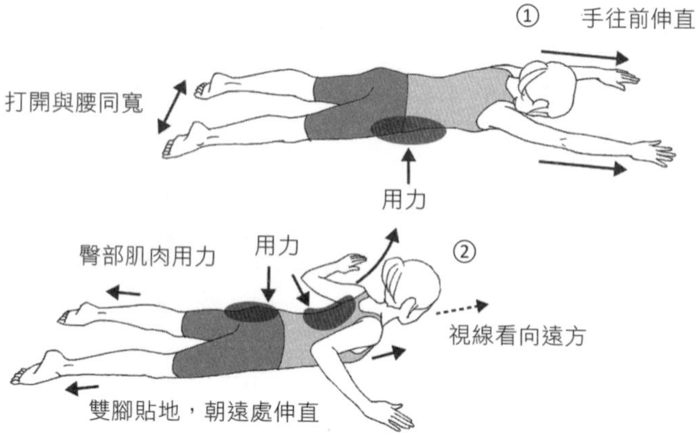

4 弓箭步深蹲

活動髖關節，改善手腳冰冷

① 雙腳打開與肩同寬，右腳往後跨一大步。讓體重平均分配在前後腳。

② 身體挺直，右腳膝蓋往下蹲，直到快要貼地為止，蹲下的同時吸氣。

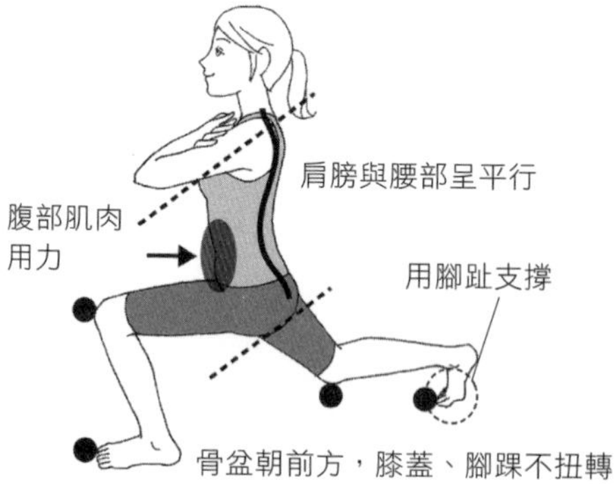

③ 慢慢起身，同時吐氣。重複做六至十次。

※換邊做同樣的動作，可扶牆壁做。

【進階版】

保持②的姿勢，骨盆朝前，胸部和上背分別往左、右扭轉。回到正面後起身。共做六至十次。

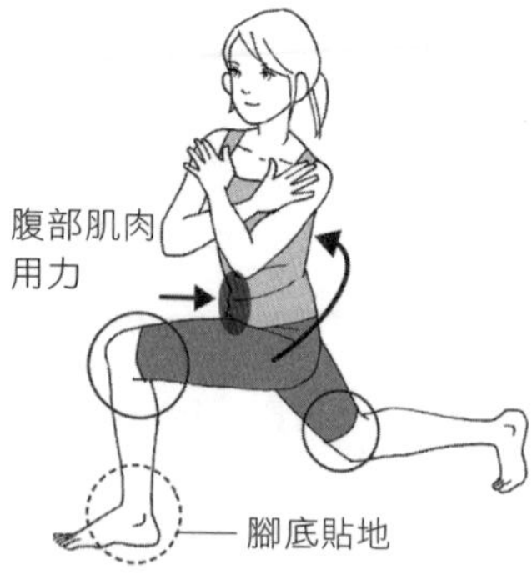

放鬆全身的紓壓伸展操

重點

☑ 緩解肩頸腰的緊繃
☑ 改善背部僵硬
☑ 促進血液循環

更年期前期是壓力非常大的時期，這套伸展操的重點在於提高下半身的穩定力，以及促進上半身的血液循環，就能有效抒緩僵硬又緊繃的肌肉。

1 放鬆腰部的改善焦慮伸展

準備

躺姿，四肢分別往上、往下伸直，呈「X」形。腹部肌肉用力，上背抬起，讓左手肘與右腳膝蓋靠在一起；維持腹部肌肉用力，慢慢將手腳放回原位，共做五次後換邊重複相同動作。

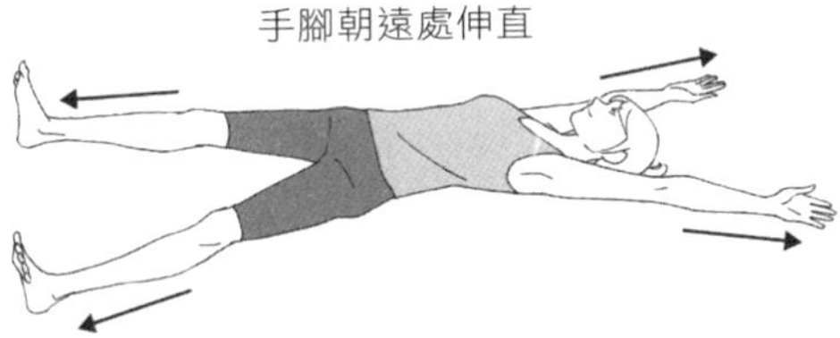

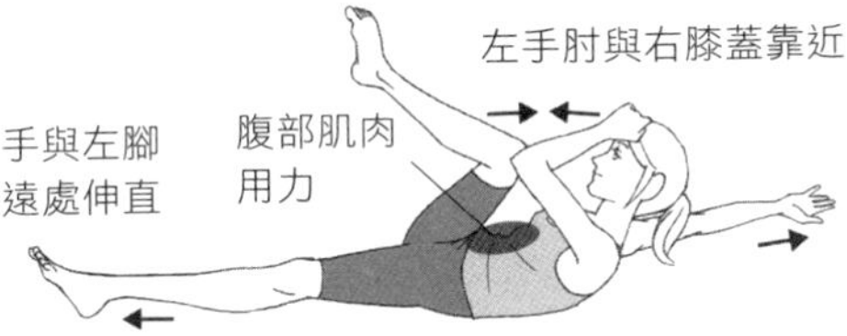

抬腿緊實小腹

① 呈仰躺姿，雙腳抬起，將瑜伽球或抱枕夾在雙腳膝蓋後側。

② 雙手在身體兩側伸直，腹部肌肉用力，同時抬高臀部，維持三秒鐘，然後慢慢放下，共做五至八次。

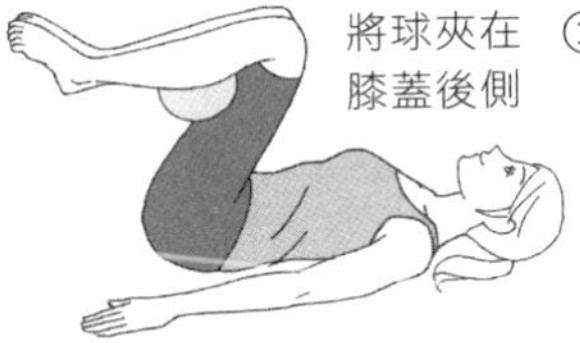

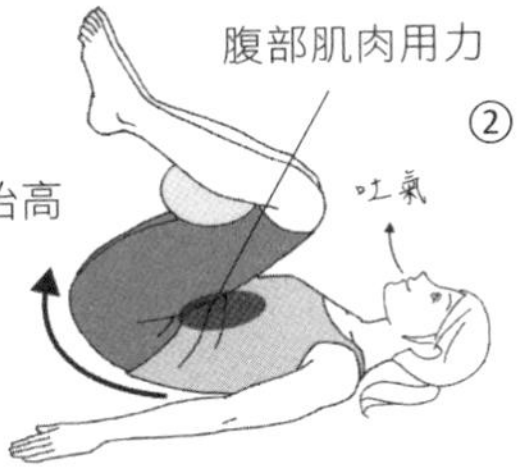

【進階版】

同動作①，腹部肌肉用力，臀部抬高、膝蓋靠近右胸，然後回到起始位置，共做六至八次，然後換邊做同樣的動作。

2 強化胸肌和背肌的消除水腫運動

放鬆肩膀和胸肌

① 坐姿，靠在大瑜伽球或有高低差的樓梯，讓頭至上背能自然後仰。雙膝彎曲踩地，打開與腰同寬。

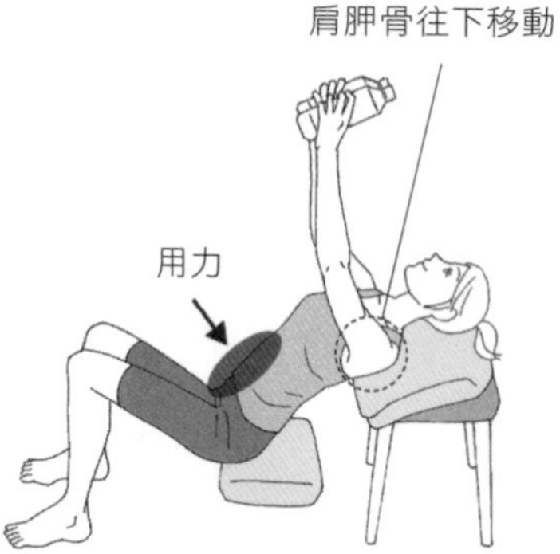

② 雙手分別握著一個保特瓶，舉高朝天花板方向伸展。肩胛骨往下移動，打開胸部。

③ 雙手手臂朝兩側打開，兩邊肩胛骨往中間靠，讓胸部保持打開。

④ 雙手舉高伸展，慢慢回到②的動作，同時吐氣。

共做十次。

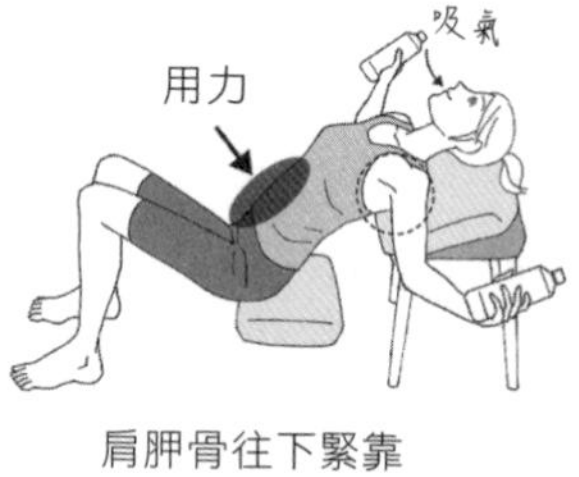

放鬆手臂和腋下

① 坐姿，靠在大瑜伽球或有高低差的樓梯，讓頭至上背能自然後仰。雙膝彎曲踩地，打開與腰同寬。

② 雙手朝後方遠處伸展，胸部後仰，同時吸氣。視線朝向指尖。

③ 胸部維持打開的狀態，吐氣，手臂慢慢回到朝向天花板的原位。

※ 肩膀不穩定的話，可先不用握任何東西。

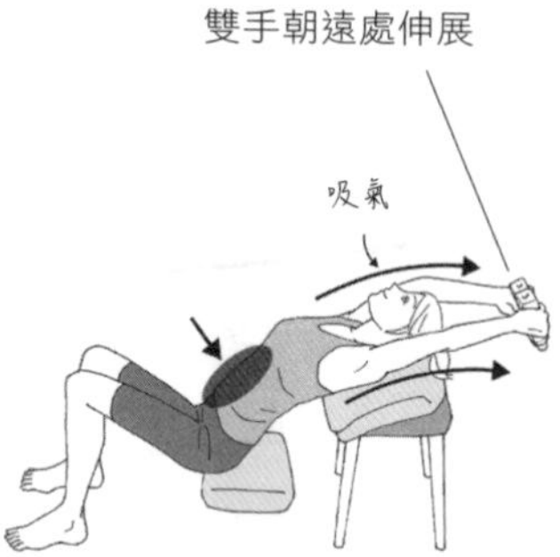

3 鍛鍊胸肌，改善呼吸力

胸肌緊實運動

①雙手撐在身前一個高度約在膝蓋的平台上（穩定的椅子），雙手指尖稍微朝向內側，雙手打開比肩更寬一些。手腕放在肩膀正下方，背部挺直、腳伸直，身體維持一直線。肩胛骨往下壓，腹部肌肉用力，胸部打開。

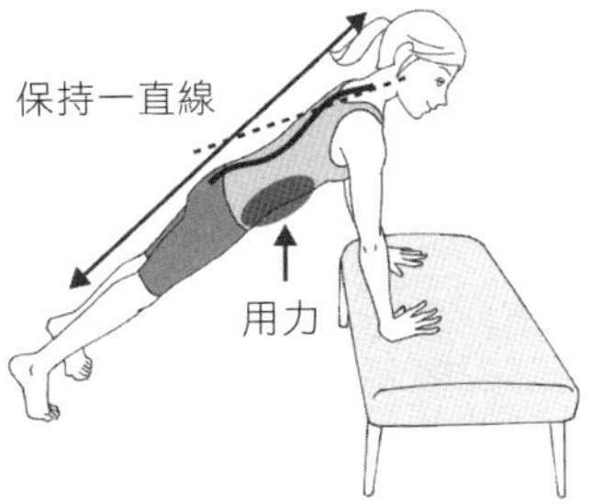

②手肘彎曲，做伏地挺身的動作，吸氣、身體下壓靠近平台，維持二秒鐘不動。然後吐氣，身體往上抬，回到①。共做五至十次

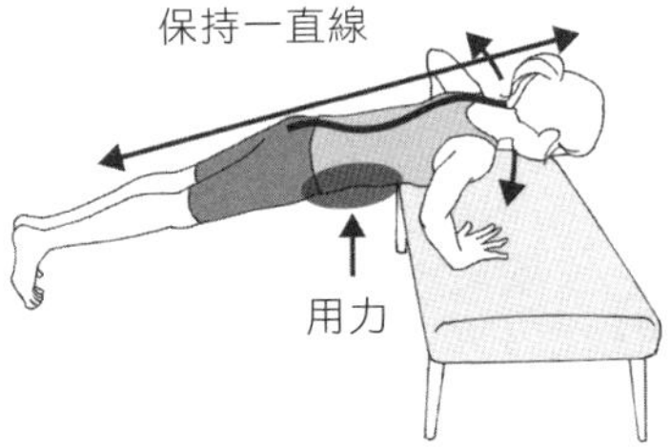

※保持腹式呼吸，避免腰部後仰。如果覺得動作太難，可以站在牆前，將手貼在牆壁上進行；想要增加強度時，就直接在地面上做。

簡單版

上半身肌肉不容易使力

〈喚醒胸肌運動〉

雙手手掌在胸前合十，肩胛骨往下移動、胸部打開，後背挺直。雙手往中間互推，胸部用力，維持十秒鐘共做三次。

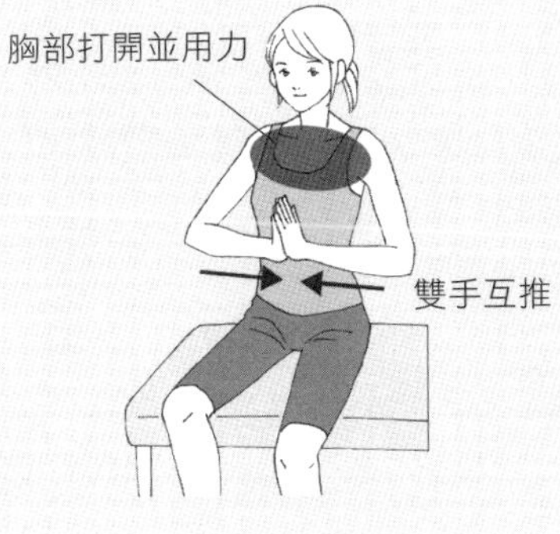

4 鍛鍊臀部和背部的姿勢回正操

準備

①背對牆壁，從後腦勺、肩胛骨、肋骨至骨盆貼牆，腰部和牆壁中間要留一指寬的縫隙。調整身體呈正中姿勢，用腹式呼吸，雙腳打開與腰同寬，膝蓋稍微彎曲，腳跟距離牆壁約一步。

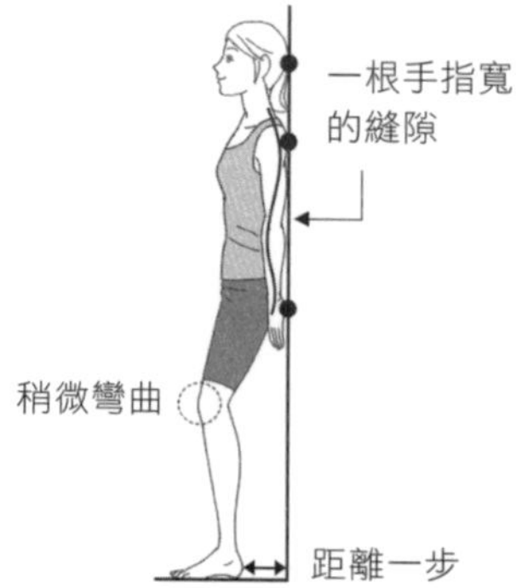

②上半身往前傾四十五度，坐骨（臀部底部的骨頭）貼牆，背部挺直。然後回到起始位置，重複做三至五次。

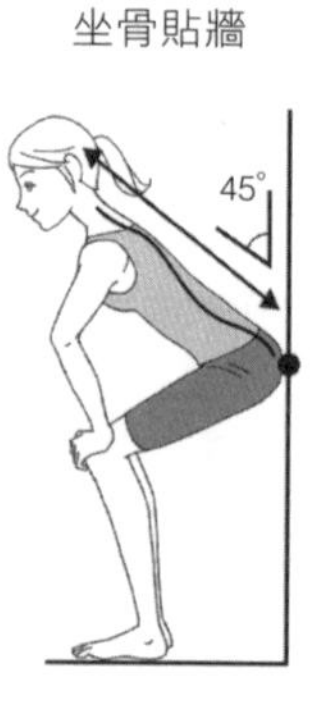

徒手硬舉

①同準備運動中②的姿勢，感覺臀部肌肉用力，坐骨離開牆壁，打開胸部並挺直身體。

②膝蓋稍微彎曲，雙手撐在膝蓋上保持平衡，從髖關節起將身體前傾四十五度，回到動作①，重覆做五至十次

※想挑戰進階版的話，可以將雙手伸直。

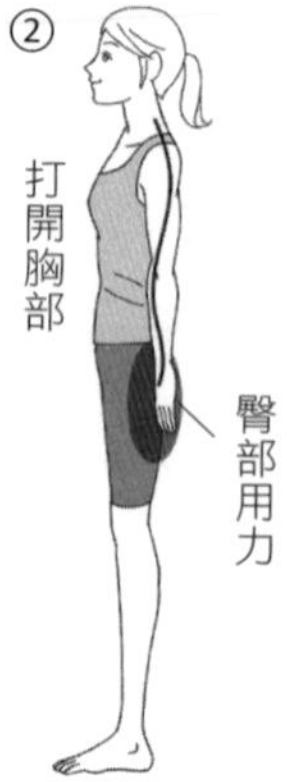

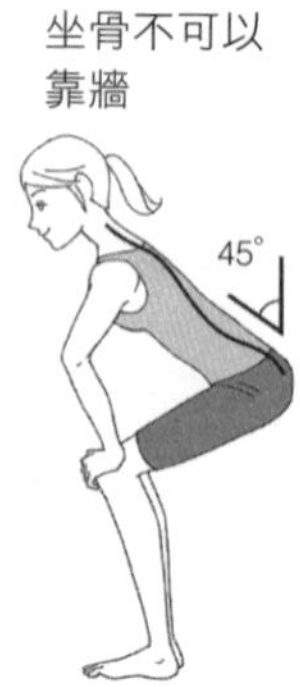

簡單版

腹部肌肉無力時

〈溫和的暖身刺激，喚醒腹部肌肉〉

雙手手指放在腹部皮膚上，從腹部外側朝肚臍方向，用指尖上下左右溫柔地輕撫。約一分鐘。

進階運動①

拿著保特瓶或啞鈴，做上一頁的徒手硬舉動作。

進階運動②

① 將兩個保特瓶放在距離自己面前一步遠的地板上，距離與肩膀同寬。雙手朝左右兩側舉起打開，單腳往後伸直，並取得平衡。

② 右腳往後伸展，扭轉身體，右手往下，觸碰左邊的保特瓶。回到一開始的姿勢，再用左手觸碰右邊的保特瓶，連續做五次，然後換腳做相同的動作。

藉著鍛鍊身體的平衡感，喚醒全身的肌肉與神經。

※避免後背拱起，或是腰部過度後仰。【進階運動２】做起來很吃力時，可將保特瓶放在高一點的地方進行。

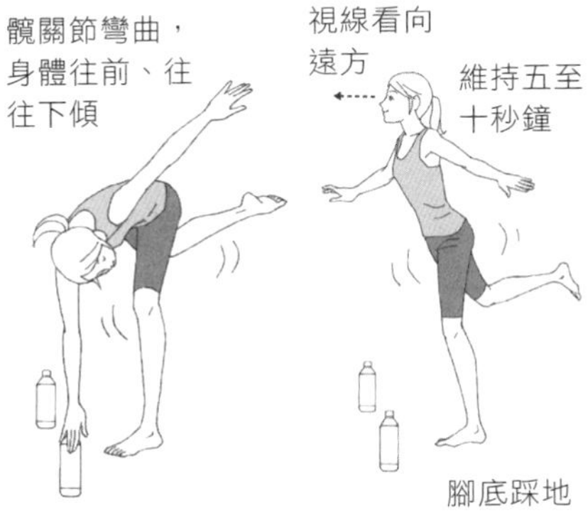
視線看向遠方
維持五至十秒鐘
腳底踩地
髖關節彎曲，身體往前、往下傾

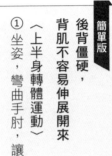

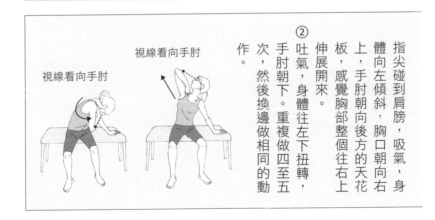

簡單版

後背僵硬，背肌不容易伸展開來

〈上半身轉體運動〉

① 坐姿，彎曲手肘，讓右手指尖碰到肩膀，吸氣，身體向左傾斜，胸口朝向右上，手肘朝向後方的天花板，感覺胸部整個往右上伸展開來。

② 吐氣，身體往左下扭轉，手肘朝下。重複做四至五次，然後換邊做相同的動作。

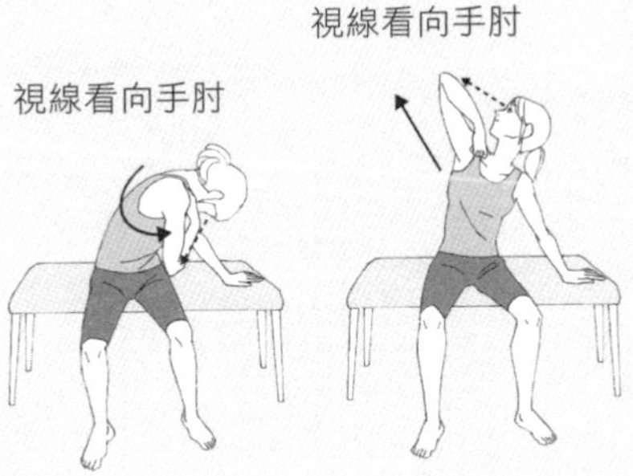

Chapter
06

更年期後期，瘦身一定要重視「品質」

——五十歲停經後，擇食、減醣是保養身體的重點

停經（約五十歲）之後，由於之前「肝」和「脾」的機能下降，導致「氣」（能量）、「血」（血液）及「水」（汗水等血液之外的體液）的循環變差，而「氣、血、水」不足，會連帶影響五臟，使其運作衰退，身體狀態逐漸轉「虛」。

尤其在更年期後期會面臨停經，與女性賀爾蒙分泌有關的「腎」機能衰退，「腎虛」的狀況會愈來愈明顯。

由於身體整個轉虛了，非常容易囤積內臟脂肪，身材也會成為中廣型的小腹婆體態，這一點是更年期後期之後最大的特徵。

當年紀漸長，腸胃（脾）機能變差，想要維持身材，很難再像過去一樣吃相同的食物或維持相同的食量。這種現象明顯與更年期前期（四十五至五十歲）有別，無法「就算能吃、也最好選擇不吃」，因為在更年期後期，是根本不能吃或吃不下了。

除了腸胃功能變弱，「腎」機能也會衰退，容易畏寒，加上代謝一路下降，消耗的熱量隨之大量減少，脂肪就更容易囤積了！

五十歲後就算改變飲食，還是會一路發胖！

勉強提高運動量，反而瘦不下來?!

年過五十歲左右後，明明減少食量，而且盡量以清淡飲食為主，但是身材還是不受控的從肚子開始胖起來，變成中廣體型。

從最簡單的熱量觀點來看，是因為攝取的熱量和消耗的熱量都減少的緣故，如果依照過去的熱量收支簿理論，一般人通常會以為，既然攝取的熱量減少了，只要再增加消耗的熱量，說不定就能瘦下來！

不過很遺憾的是，進入更年期後期之後，事情並沒有那麼單純。

為了消耗熱量，將原本一個月只去幾次健身房，增加成一週三次；明明沒有慢跑的習慣，卻突然計畫去挑戰馬拉松……突然增加運動量，對於原本身體就已經變「虛」的更年期後期來說，還沒瘦下來，整個人就已經氣力耗盡、疲累不堪，身體健康更容易出問題。

少油、低卡的飲食，會讓你愈來愈易胖

但是，為了減少身體攝取的熱量，於是減少食量，或是過度限制卡路里的話，會使身體變得更「虛」。

到了更年期後期，減重不單是為了身材和外型，同時也是為了預防膽固醇及動脈硬化等生活習慣病。不過大部分的人所採取的減肥法，不外乎控制脂肪及卡路里的攝取，改成吃不會造成腸胃負擔，以碳水化合物為主的「清爽」粗食，然而這種現象卻叫人擔憂。

這樣的飲食中會缺乏應攝取的蛋白質量，讓人容易疲累，肌肉量也會減少，代謝會變得更差！而且，當營養不均衡、例如缺乏維生素的話，反而更容易發胖。

更年期後期想減肥時，無論在熱量的「ＩＮ」或「ＯＵＴ」方面，不能只重視「量」的問題，而應該以「質」來決勝負。改變飲食的重點要放在飲食內容和飲食方式上，而非一味注重分量；運動也一樣，內容及種類才是重點，而不是運動的量有多大。

50歲（更年期後期）之後的自我保養重點！

- 絕對不要勉強做大量運動或是極端節食，以免身體變「虛」。
- 以碳水化合物為主的飲食反而會變胖。
- 年過五十歲之後，須留意飲食內容及飲食方式。

這些健康的粗食，是變胖的元凶

到了五十歲之後，飲食一定要減醣

經常有年過五十、晚餐最愛吃白米飯的患者，苦於覺得自己莫名就變胖了，而來向我諮詢如何減重。

米飯的主成分都是碳水化合物，而碳水化合物、蛋白質和脂肪則是三大營養素，都很重要。市售的食品外包裝上，在營養成分的列表中，也都會標示出碳水化合物的含量。

碳水化合物的成分，包含了「醣類」與「食物纖維」。醣類的「醣」這個字，可能會讓很多人以為「醣類＝砂糖」。砂糖內確實含有醣類，不過除此之外，米或小麥等穀類、地瓜、馬鈴薯等根莖類的食物當中，都含有醣類。

醣類一進入體內，會在血液中以葡萄糖的形式被身體吸收，用作熱量來源。尤其白米內含的醣類容易消化吸收，因此很快變成熱量，而且持久性非常好。有些運動選手經常在重要比賽前吃飯糰補充熱量，就是這個緣故。

但是晚餐吃飯吃到飽的飲食習慣，如果是更年期後期的女性，一定要特別小心。雖說睡眠也需要熱量，但是遠遠比不上白天活動時所需要的這麼多。如果在吃完晚餐後的活動，頂多只是上網、洗澡和看書後就上床睡覺的話，在晚餐時吃了飯（醣類）而轉成的熱量，可能會用不完，留下來轉變成脂肪、囤積在身上。

過了五十歲之後，一定要提醒自己，晚餐時要減少攝取含醣食物，例如白米。就算要在晚餐吃，分量也應該比早餐或午餐時少一些，或是請改吃醣質比白米低的穀物，例如糙米或五穀米，藉此控制醣質攝取量。

脂肪與糖不能攝取過多

某個茶飲的廣告台詞是這樣的：「美味的食物，都是脂肪與糖組成的。」真是十分貼切。我有一位超過五十五歲的患者，因為突然胖了起來而煩惱不已；而在夏季酷暑難耐、食欲不振時，為了多少還是要吃點東西，於是天天都吃高級冰淇淋。

到了更年期後期，全身的能量逐日遞減，所以自然會想吃甜食補充熱量，但是就五臟與五味的關係而言，一旦攝取過多甜食，將損傷與老化有關的「腎」。想要補充能量，結果卻吃了過多的甜食，這樣反而會消耗能量，陷入進退兩難的局面。

這位患者用「少吃一餐，改吃小杯裝冰淇淋」的說法來安慰自己，但這種飲食習慣問題相當大。首先，冰淇淋的脂肪含量多，天天攝取的話，對於五十幾歲的體質毫無幫助。

根據厚生勞働省逐一針對冰淇淋內含乳成分含量的統計資料顯示，「冰淇淋」，意指扣除水分後的乳總固形物達一五・〇%以上，其中的乳脂肪內含八・〇%以上。所以冰淇淋和牛奶冰（乳總固形物一〇・〇%以上，當中的乳脂肪在三・〇%以上）以及冰砂冰淇淋（乳總固形物三・〇%以上）相較之下，在冰品當中內含的脂肪成分最多。

某家高級品牌的香草口味冰淇淋，即便為小包裝（一一〇毫升），脂肪也高達十六點三公克，而且碳水化合物也有十九點九公克。碳水化合物包含醣分與食物纖維，以冰淇淋為例，碳水化合物幾乎全為糖分，卡路里也有將近二五〇大卡，因此在激烈運動後來上一杯倒無妨，但在日常生活中，每天攝取這麼多的脂肪、醣類和卡路里的話，「ＩＮ」的部分就明顯過多了。

三十歲以後理想的飲食習慣

	三十至四十九歲	五十至六十九歲
每日所需熱量 普通程度的身體活動量	2000 大卡／日	1900 大卡／日
蛋白質		
推估平均需要量	40g ／日	40g ／日
建議量	50g ／日	50g ／日
目標量（中央值）	熱量的 13-20（16.5）%	熱量的 13-20（16.5）%
脂肪		
目標量（中央值）	熱量的 20-30（25） %	熱量的 20-30（25） %
飽和脂肪酸	熱量的 7% 以下	熱量的 7% 以下
n-6 脂肪酸 *	8g ／日	8g ／日
n-3 脂肪酸 **	1.6g ／日	2.0g ／日
碳水化合物	熱量的50-65（57.5）%	熱量的50-65（57.5）%
食物纖維	18g 以上／日	18g 以上／日

* n-6 脂肪酸內含亞麻油酸、γ 次亞麻油酸（18:3n-6）、花生四烯酸等等，γ 次亞麻油酸及花生四烯酸為亞麻油酸的代謝產物。

** n-3 脂肪酸內含來自食物調理油的 α- 次亞麻油酸，與來自魚類的二十碳五烯酸 （eicosapentaenoic acid：EPA）、二十二碳六烯酸（docosahexaenoic acid： DHA）等等。α- 次亞麻油酸進入體內之後，一部分會轉變成 EPA 及 DHA。

資料引用自厚生勞働省「日本人飲食攝取基準」（二〇一五年版）

像這樣脂肪、醣類及卡路里攝取過多的人，通常有一種共同點，也就是相信天天吃是因為「堅果對美容有益」、「巧克力有益健康」。

杏仁內含維生素E、食物纖維及油酸，有益美容，而且三十公克無調味熟杏仁，據說可使不好的膽固醇，也就是LDL膽固醇下降 4mg/dL 以上。

但在杏仁當中，約有五十%為脂肪。某家便利超商販售的「原味綜合堅果」，一包三十五公克左右，熱量卻高達二三一大卡，一天吃上幾包的話，脂肪將明顯過多。這樣反而會出現臉上長粉刺，或是容易胃部消化不良及腹瀉等不良影響。

巧克力內含可改善膽固醇的可可多酚，但是攝取過多的話也會出現同樣的不良影響。貝原益軒於江戶時代著作完成的《養生訓》一書中便提到，「即便端出了美食或山珍海味，還是吃到八、九分飽即可。吃到十分飽的話，日後只會成災」。無論對身體多有幫助，凡事過猶不及。

建議「分次做輕度運動」，以免過度疲勞

在腎逐漸衰弱，也就是「腎虛」的年紀，希望大家在運動方面要注意一個重點，就是別

過於計較究竟該「集中」做運動，例如「每週一次，一次做三小時」或是應該「頻繁」做運動，好比「每天上健身房做訓練」。

這個年紀代謝下降了，身體的能量也變少了，就算集中火力做一次訓練，也看不出多大的效果，而且還可能會造成關節等處的負擔。過度頻繁地做訓練和運動，甚至拼命到疲累不堪的程度，將使得腎能量愈發消滅。

因此，我會建議大家「分次做輕度運動」。沒上健身房的那幾天，每天可以做五分鐘至十分鐘左右的運動，短時間即可，一步步針對在意的部位，進行有效的運動，這樣不但不會使身體過於疲累，還能養成每天做到「ＯＵＴ」的習慣。

步入人生一百年的時代，請大家秉持「減肥非一日可成」的精神，參考下述介紹的運動，以輕鬆的心情，一輩子樂在其中吧！

50歲（更年期後期）之後的自我保養重點！

- ◆晚餐盡量少吃碳水化合物。
- ◆不攝取過多脂肪與糖分，多加攝取蛋白質。
- ◆每天先從五分鐘的運動做起。

專攻下半身的提升肌力運動

重點

☑ 緊實側身線條
☑ 穩定骨盆
☑ 維持下半身平衡

在更年期後期的這段時間，最煩惱能量不足的問題。鍛鍊下半身的同時，也要強化下半身連接核心肌群的力量！

1 簡單版仰臥起坐

腹肌伸展運動

①仰躺姿勢，將球放在上背的下方，雙膝彎曲踩地，雙手扶住後腦，胸部往後仰，並吸氣。

②將上半身慢慢抬高（約兩秒），並維持二秒鐘。此時須吐氣。

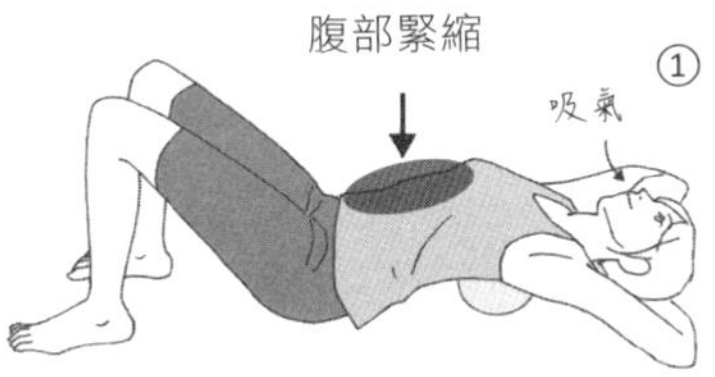

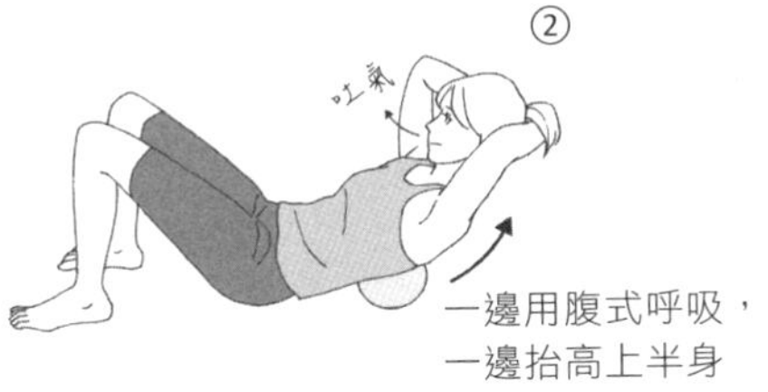

③維持腹部用力，慢慢回到動作①（約四秒）。此時須吸氣。重做八至十次。

④左手撐著後腦，慢慢扭轉上半身、將上半身抬高，右手往斜前方伸直、觸碰左大腿外側（約四秒）。

⑤身體回正，雙手朝斜後方伸直，盡量讓視線朝向指尖。做五至八次，換邊重複同樣的動作。

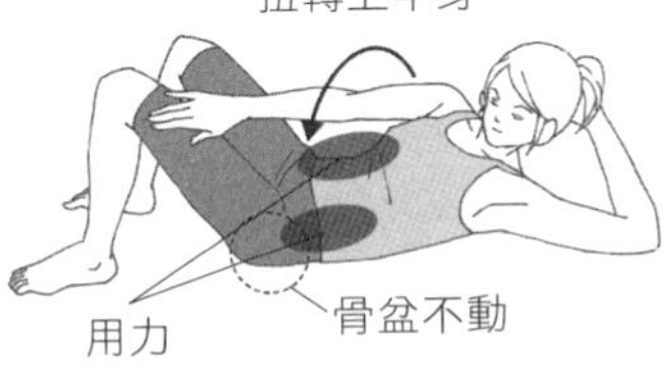

※抬高上半身時，要收下巴、視線朝向肚臍。

2 鍛鍊臀部肌肉的消水腫運動

夾球縮臀操

① 將球夾在大腿內側，呈趴臥姿。將毛巾折起來墊在腰腹下方，以免腰部後仰。

② 做腹式呼吸，臀部及大腿內側用力，然後一邊將雙腳往遠處伸直，一邊從地板抬高。慢慢呼吸，維持三十秒至一分鐘放鬆，共做三次。

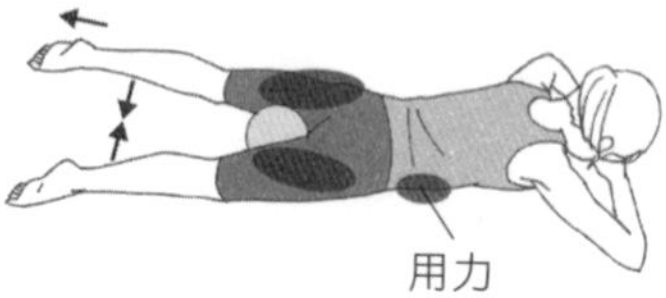

③ 改為坐姿，後背拱起，上半身往前傾。一邊深呼吸，一邊伸展腰部。維持十至二十秒。

簡單版

臀部肌肉不容易使力時

〈踩球喚醒臀部運動〉

仰躺姿，將球放在左腳腳跟下，雙手抱住右腿往胸口拉，左臀肌肉用力，感覺像是要將放在左腳下方的球踩扁。維持二十秒鐘，共做三次，換邊重複相同的動作。

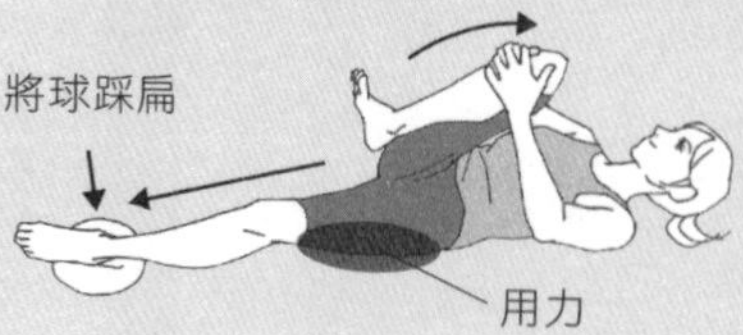

馬鞍肉緊實運動

① 四足跪姿，左手肘撐起上半身，放在肩膀下方，雙膝彎曲重疊。手肘、骨盆、腳根橫向排列成一直線貼地，然後將右側身體抬高，右手扶穩骨盆。

② 右腳踝彎曲，腳根稍微朝上，將腳往遠處伸展並抬高，然後放下到接近地面，再抬高，共做十次，換邊重複同樣的動作。

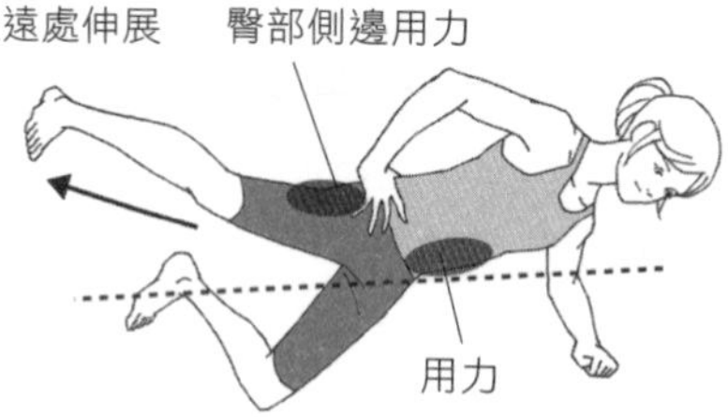

【變化版】

維持動作②的姿勢，身體更往左側轉，並且用腹式呼吸，但注意腰部不要後仰；肩胛骨下壓，往骨盆方向移動。如果難以保持平衡，上半身可以靠在地板上做。

簡單版

臀部側邊肌肉不容易使力時

〈喚醒側臀肌肉運動〉

① 坐姿，雙腿往前伸長，打開與肩同寬，用長一點的毛巾把大腿綁起來。

② 腳尖朝向天花板，從臀部外側用力，將毛巾往外拉開。維持十秒鐘，共做三次。

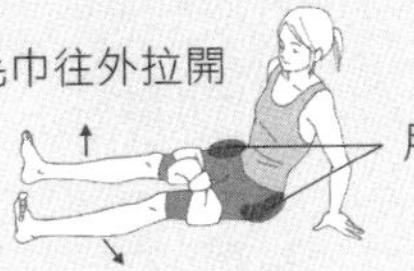

3 站姿緊實下半身運動

美腿升級開腿深蹲

① 站姿，拿著保特瓶或有重量的物品，雙腳比肩寬，腳尖稍微朝外，打開胸部並將挺直後背站好，讓體重左右平均分配。

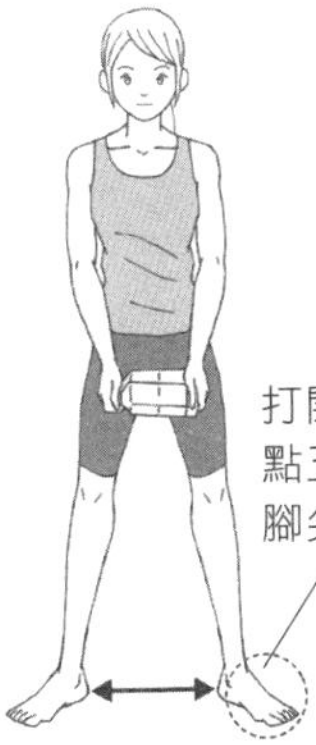

② 彎曲髖關節、膝蓋、腳踝，讓臀部朝斜後方慢慢地往下蹲（約四秒）。維持正中姿勢，且膝蓋與腳尖朝向同一個方向。

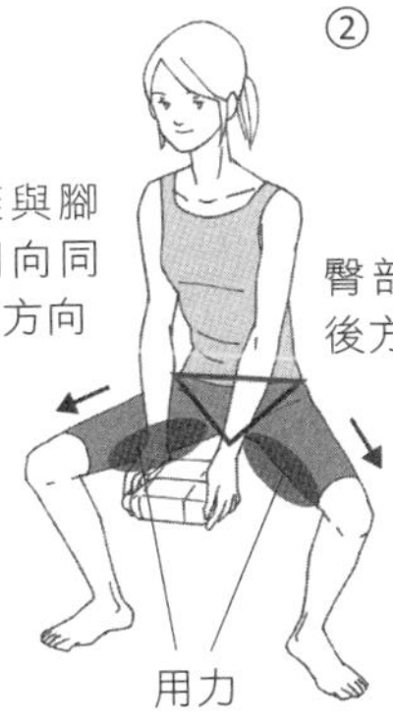

③ 將膝蓋打直，並用力收縮臀部，慢慢挺直後背站起來（約兩秒鐘），並維持二秒鐘的用力。共做十次至二十次。

※做動作的同時，須保持後背呈一直線。感覺吃力時，可以不用拿著保特瓶，將雙手往前伸直做動作即可。

4 — 提高代謝的全身平衡操

直線平衡

① 雙手於胸口交叉，雙腳一前一後縱向排列成一直線，立正站好。後背挺直，宛如頭部從天花板吊著一樣，大腿內側用力。

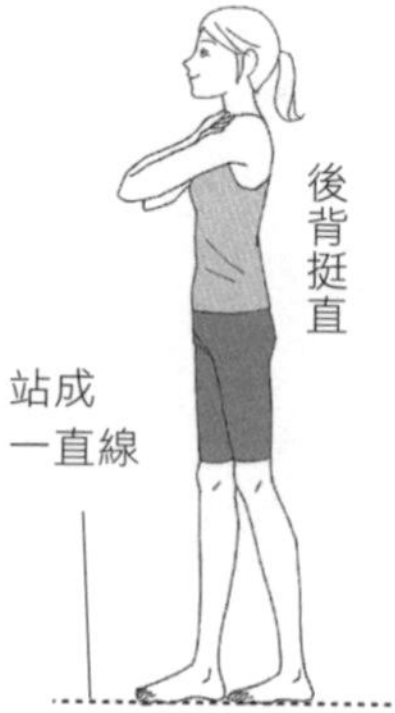

② 雙手手臂張開，上下、左右、前後動，快要失去平衡時，再利用核心找回平衡。可以從腳根開始提升全身的平衡感。持續做一分鐘。

③ 更熟練後，將雙手放在肩膀上，身體左右扭轉。如果再加上轉頭的動作，難易度會更高。持續做一分鐘。

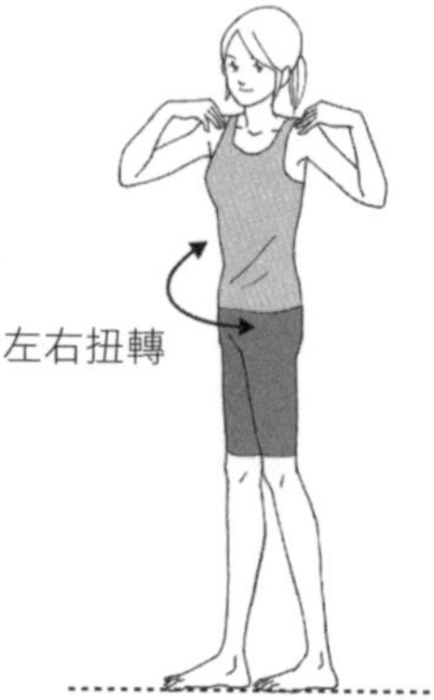

④ 換另一隻腳在前，完成①至③的動作。

※很難站成一直線時，也可以想像自己站在二條線上。但須留意不能出現大拇趾離開地面，或是重心外移等習慣動作。

坐墊平衡訓練

① 站在坐墊或抱枕上，進行〈熱身運動〉中的基本深蹲動作。做五至八次。

② 雙腳並攏站好，將單腳抬高。維持十至二十秒鐘。然後換邊重複相同的動作。

③ 再加上手臂往上下左右轉動的動作。維持十至二十秒鐘。

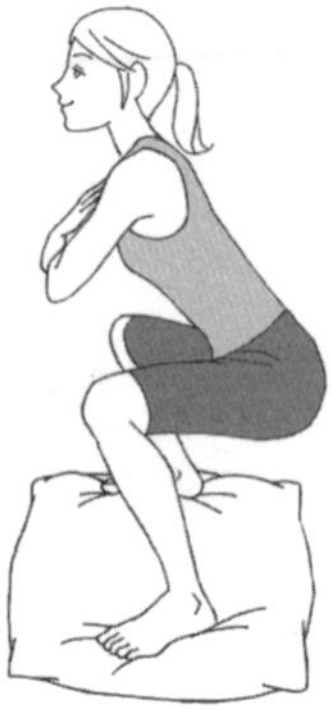

結語

了解身體，平靜擁抱老化

過去我一直善用中醫的智慧，積極提倡高齡人士「正向老化」的觀念，同時為煩惱中年發胖的女性寫書。我在超過十五年的診療工作中，切身領悟到一點，當女性在意自己的外表和身材時，會對身體健康帶來良好影響。問題在於「哪一種方法最恰當」？本書便為了志在成為「健康美人」的女性，彙整出「防守」與「進攻」的養生法。

在此也藉由這個機會，向經驗豐富，為本書設計運動的體能訓練師西澤實佳老師，致上萬分謝意。在西澤老師的大力協助下，讓大家得以用實際的作法，解決中年發胖的問題。還要謝謝負責編輯的長谷部智惠小姐、封面插畫的北村南小姐、內文插畫的須藤裕子小姐。此外，有幸獲得佐藤弘名譽教授，以及伊藤隆所長的熱心指導，更令我信心十足。

希望各位讀者不要被一時流行的減肥法給迷惑，順應個人的生活模式長久善用本書，如此我將備感榮幸。感謝大家！

二〇一八年八月吉日　木村容子

參考文獻

伊藤隆、木村容子、蛯子慶三監修《ココロとカラダの不調を改善する易しい東洋医学》Natsumesha、二〇一六

岡本清孝《薬膳教本——薬膳師への登竜門》Shibatashoten Eaterlink、二〇〇一

貝原益軒原著、松宮光伸譯註《口語養生訓》日本評論社、二〇〇〇

木村容子《女40歳からの「不調」を感じたら読む本》靜山社文庫、二〇一〇

木村容子《女50歳からの「変調」を感じたら読む本》靜山社文庫、二〇一一

木村容子《カラダとココロの「プチ不調」に気づいたら》靜山社文庫、二〇一四

木村容子《ストレス不調を自分ですっきり解消する本》Sakurasha、二〇一四

代田文彥《お医者さんがすすめるツボ快癒術》講談社、二〇〇二

竹田郁子《先人に学ぶ食品群別・効能別どちらからも引ける性味表大事典》星雲社、二〇一六

日本肥胖學會編輯《肥満症診療ガイドライン二〇一六》Lifescience出版、二〇一六

日本更年期醫學會編《更年期医療ガイドブック》金原出版、二〇〇八

小澤 司、福田康一郎監修《標準生理学第八版》醫學書院、二〇一四

喩靜、植木もも子《薬膳・漢方 食材&食べ合わせ手帖》西東社、二〇一二

NHKテキスト《興味どきっ！あったかボディーでリラックス～カラダを整える温活術～》NHK出版、二〇一六

岩屋あまね・多麹麦味噌の機能性ーGABAを中心に．醸協 2002.97:760-765
白川修一郎：日本における睡眠健康教育の現状と課題・京府医大誌 2014.123:407-413
Douchi T et al. The relation between body fat distribution and lipid metabolism in postmenopausal women. J Obstet Gynaecol Res 1996.22: 353-358
Douchi T et al. Body fat distribution in women with polycystic ovary syndrome: its implication in the future risks for lifestyle-associated disease. Jpn J Fertil Steril 1999.44:119-125
Esmarck B.et al. Timing of Postexercise protein intake is important for muscle hypertrophy with resistance training in elderly humans. J Physiol 2001.535:301-311
Gangwisch JE et al. Inadequate sleep as a risk factor for obesty: analyses of the NHANES I. Sleep 2005.28:1289-1296
Taheri S et al. Short sleep duration is associated with reduced liptin, elevated ghrelin, and increased body mass index. PLoS Med 2004.1:e62
Ryo M et al. Short-term intervention reduces bioelectrical impedance analysis-measured visceral fat in type 2 diabetes mellitus. Diabetes Res Clin Pract. 2014.103:e27-9, PMID:24461622

國家圖書館出版品預行編目資料
我要瘦下來 / 木村容子著；蔡麗蓉翻譯 . -- 初版 . -- 新北市：幸福文化出版：
遠足文化發行 , 2019.10
面；　公分
ISBN 978-957-8683-72-3 (平裝)
1. 減重 2. 健康法
411.94　　108015441

好健康 025

我要瘦下來

養好腎，一定瘦！
對症解決水腫肥、高體脂、代謝差的中醫瘦身良方

作　　者：木村容子
動作設計：西澤實佳
譯　　者：蔡麗蓉
責任編輯：賴秉薇
封面設計：楊雅屏
內文設計：王氏研創藝術有限公司
內文排版：王氏研創藝術有限公司
印　　務：黃禮賢、李孟儒

出版總監：黃文慧
副 總 編：梁淑玲、林麗文
主　　編：蕭歆儀、黃佳燕、賴秉薇
行銷企劃：林彥伶、柯易甫

社　　長：郭重興
發行人兼出版總監：曾大福
出　　版：幸福文化／遠足文化事業股份有限公司
地　　址：231 新北市新店區民權路 108-1 號 8 樓
網　　址：https://www.facebook.com/happinessbookrep/
電　　話：(02) 2218-1417
傳　　真：(02) 2218-8057

發　　行：遠足文化事業股份有限公司
地　　址：231 新北市新店區民權路 108-2 號 9 樓
電　　話：(02) 2218-1417
傳　　真：(02) 2218-1142
電　　郵：service@bookrep.com.tw
郵撥帳號：19504465
客服電話：0800-221-029
網　　址：www.bookrep.com.tw

法律顧問：華洋法律事務所 蘇文生律師
印　　刷：中原造像股份有限公司

初版一刷：西元 2019 年 10 月
定　　價：320 元

Printed in Taiwan

讀者回函卡

感謝您購買本公司出版的書籍，您的建議就是幸福文化前進的原動力。請撥冗填寫此卡，我們將不定期提供您最新的出版訊息與優惠活動。您的支持與鼓勵，將使我們更加努力製作出更好的作品。

讀者資料

●姓名：＿＿＿＿＿＿ ● 性別：□男 □女 ●出生年月日：民國＿＿年＿＿月＿＿日

●E-mail：＿＿＿＿＿＿＿＿＿＿＿＿

●地址：□□□□□ ＿＿＿＿＿＿＿＿＿＿＿＿

●電話：＿＿＿＿＿＿ 手機：＿＿＿＿＿＿ 傳真：＿＿＿＿＿＿

●職業： □學生 □生產、製造 □金融、商業 □傳播、廣告
□軍人、公務 □教育、文化 □旅遊、運輸 □醫療、保健
□仲介、服務 □自由、家管 □其他

購書資料

1. 您如何購買本書？□一般書店（　　縣市　　　書店）
□網路書店（　　　書店） □量販店 □郵購 □其他
2. 您從何處知道本書？□一般書店 □網路書店（　　　　書店） □量販店 □報紙□廣播 □電視 □朋友推薦 □其他
3. 您購買本書的原因？□喜歡作者 □對內容感興趣 □工作需要 □其他
4. 您對本書的評價：（請填代號 1. 非常滿意 2. 滿意 3. 尚可 4. 待改進）
□定價 □內容 □版面編排 □印刷 □整體評價
5. 您的閱讀習慣：□生活風格 □休閒旅遊 □健康醫療 □美容造型 □兩性
□文史哲 □藝術 □百科 □圖鑑 □其他
6. 您是否願意加入幸福文化 Facebook：□是 □否
7. 您最喜歡作者在本書中的哪一個單元：＿＿＿＿＿＿＿＿＿＿＿＿
8. 您對本書或本公司的建議：＿＿＿＿＿＿＿＿＿＿＿＿

請沿虛線剪下，黏貼好後，直接投入郵筒寄回

廣　告　回　信
臺灣北區郵政管理局登記證
第　1 4 4 3 7　號

請直接投郵，郵資由本公司負擔

23141

新北市新店區民權路 108-4 號 8 樓

遠足文化事業股份有限公司　收

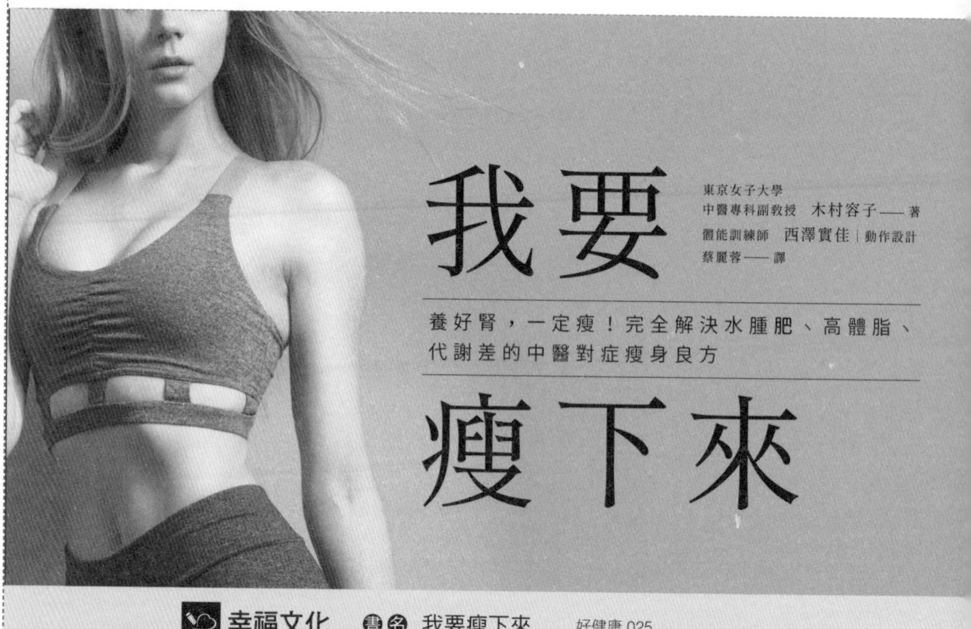

我要
東京女子大學
中醫專科副教授　木村容子——著
體能訓練師　西澤實佳｜動作設計
蔡麗蓉——譯
養好腎，一定瘦！完全解決水腫肥、高體脂、代謝差的中醫對症瘦身良方
瘦下來

幸福文化　書名　我要瘦下來　好健康 025

幸·福·文·化
HAPPINESS CULTURAL

暢銷 NO.1

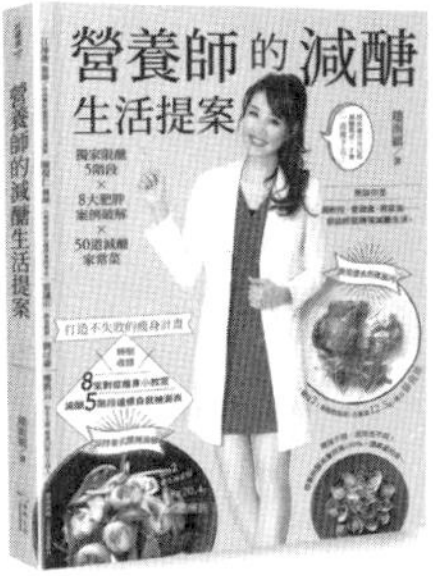

營養師的減醣生活提案

獨家限醣 5 階段╳ 8 大肥胖案例破解╳ 50 道減醣家常菜

趙函穎／著　定價 399 元

★★第一本由營養師設計的減醣食譜★★
針對 8 大類肥胖狀況，規劃適合亞洲人的「5 階段減醣飲食」，無論你哪一種體質，都能成功轉換成易瘦體質，再也不復胖！

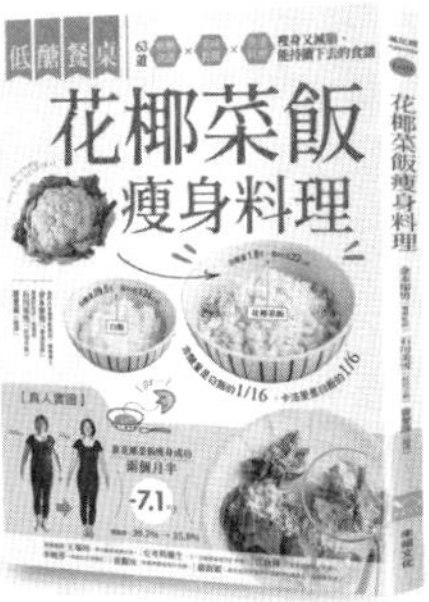

〈低醣餐桌〉花椰菜飯瘦身料理

63 道低醣食譜 X 美味套餐 X 快速料理，瘦身又減脂、能持續下去的食譜

金本郁男、石川美雪／著 婁美蓮／譯 定價 360 元

瘦身、美肌、解便秘、消水腫，統統有效！
靠花椰菜進行沒有壓力的低醣飲食，
不用強忍食慾也可以減肥。

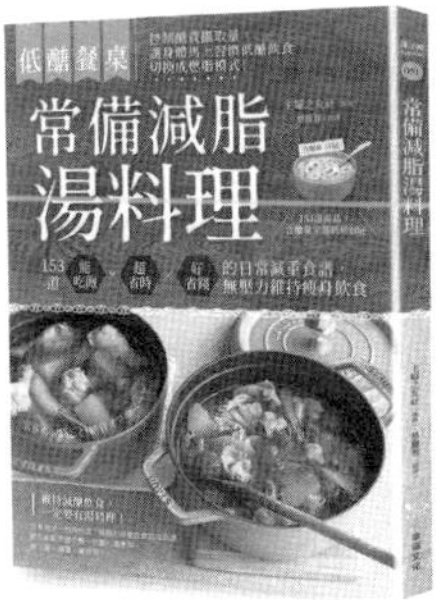

〈低醣餐桌〉常備減脂湯料理

153 道能吃飽、超省時、好省錢的日常減重食譜，
無壓力維持瘦身飲食

主婦之友社／著 蔡麗蓉／譯 定價 380 元

維持減醣飲食，一定要有湯料理！
容易飽足、料理快速！最強的減醣飲食助攻食譜，
幫你輕鬆度過生酮 · 低醣的適應期，
馬上進入減量、維持期！

幸福
文化

幸福
文化